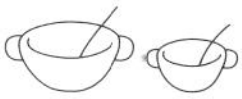

赤ちゃんとママの つぶつぶ雑穀マタニティごはん

妊娠中から産後、授乳中、離乳期まで

大谷ゆみこ

学陽書房

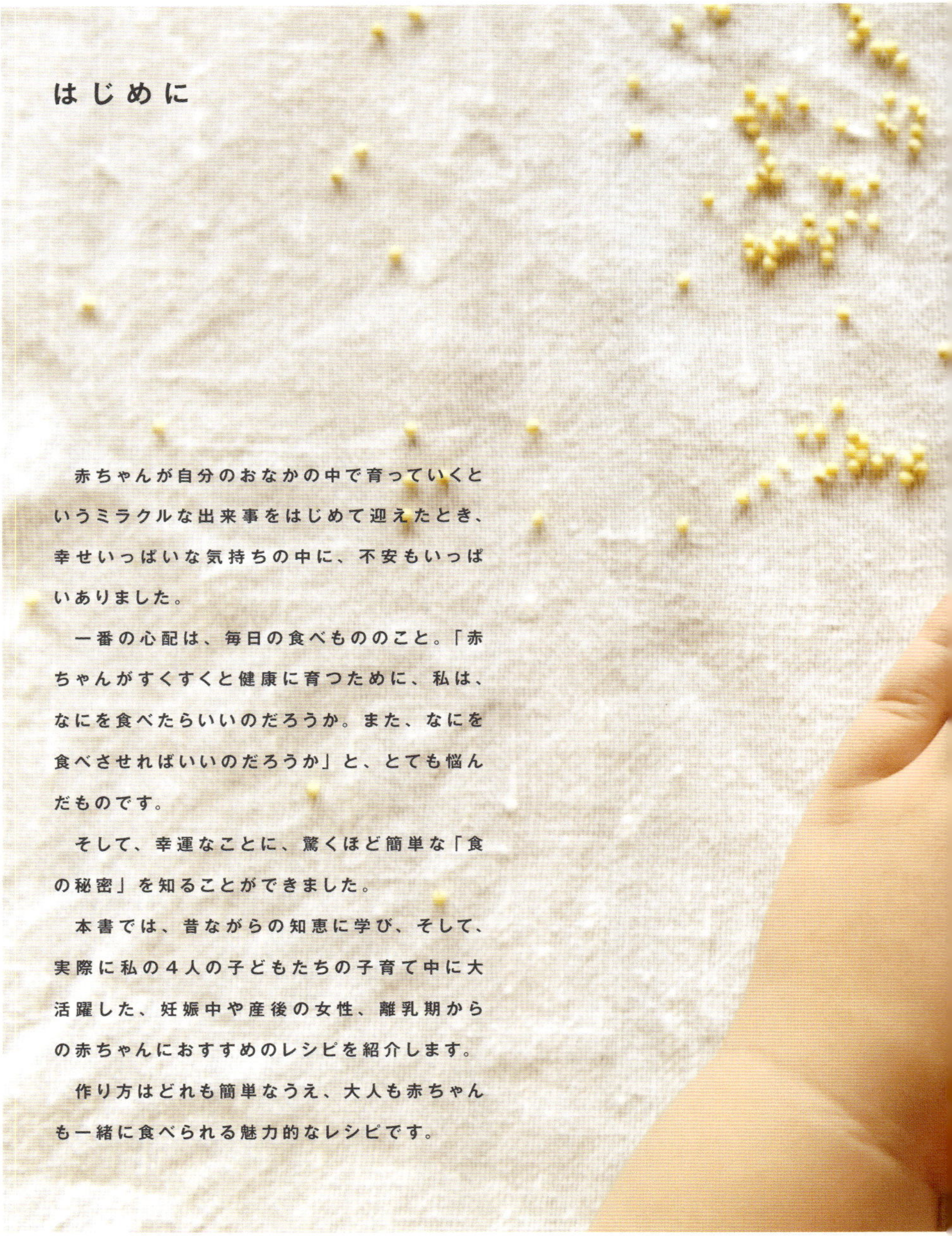

はじめに

赤ちゃんが自分のおなかの中で育っていくというミラクルな出来事をはじめて迎えたとき、幸せいっぱいな気持ちの中に、不安もいっぱいありました。

一番の心配は、毎日の食べもののこと。「赤ちゃんがすくすくと健康に育つために、私は、なにを食べたらいいのだろうか。また、なにを食べさせればいいのだろうか」と、とても悩んだものです。

そして、幸運なことに、驚くほど簡単な「食の秘密」を知ることができました。

本書では、昔ながらの知恵に学び、そして、実際に私の４人の子どもたちの子育て中に大活躍した、妊娠中や産後の女性、離乳期からの赤ちゃんにおすすめのレシピを紹介します。

作り方はどれも簡単なうえ、大人も赤ちゃんも一緒に食べられる魅力的なレシピです。

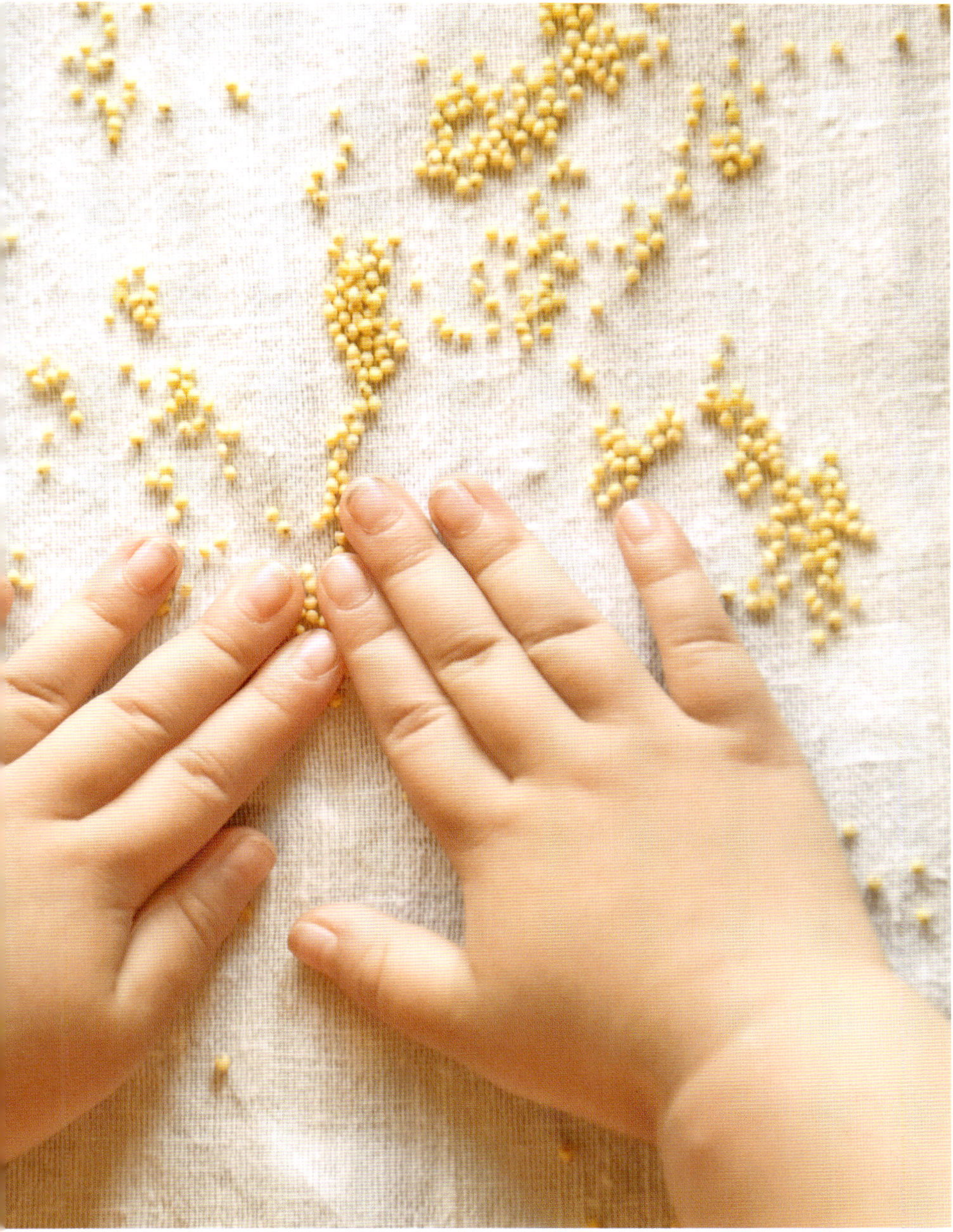

CONTENTS

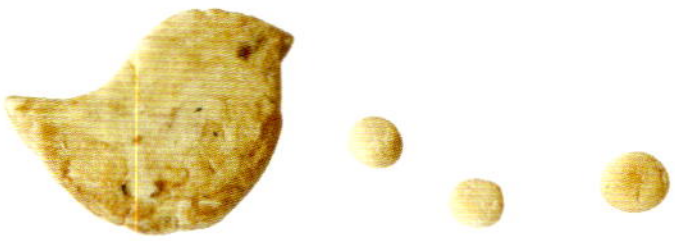

2　はじめに

6　つぶつぶ流でハッピーなマタニティライフ＆
　ナチュラルな子育て
8　血液をきれいにする＆新しくする効果のある食材
10　Basic Maternity ごはん①
12　Basic Maternity ごはん②
14　Basic Maternity ごはん③
16　Basic Maternity ごはん④
18　Basic Maternity ごはん ふりかけいろいろ
20　Basic Maternity ごはん 常備菜いろいろ
22　おいしい雑穀料理が
　お母さんと赤ちゃんの体を守ります！

Maternity Recipes 1
貧血の解消をうながすレシピ：アワ

26　切り干し大根ともちアワのスープ
27　切り干し大根のアワそぼろ煮
28　もちアワバジルソースのカブグラタン
30　もちアワボール入りの根菜と
　厚揚げの味噌マリネ
31　もちアワチーズのピザトースト
32　もちアワまんじゅう２種

Maternity Recipes 2
冷えを解消して体をあたためるレシピ：ヒエ

34　ヒエ粉のクリームスープ
36　野菜のヒエ粉炒め＆野菜のヒエ粉蒸し
37　ヒエ粉入り野菜天ぷら
38　ラタトゥイユのヒエマッシュグラタン
40　ヒエとジャガイモの炊き合わせ

Maternity Recipes 3
つわりの解消をうながすレシピ：塩気＆カルシウム

42　きんぴら雑穀ごはん＆漬け物サラダ
44　大根葉のおやきと千切りキャベツのおやき
46　ヒエすいとんのけんちん汁風
47　大根葉の菜飯＆とろろ昆布汁、カブの梅ネギ和え
48　ごまクルミおこし

Maternity Recipes 4
つわりのときでもおいしく食べられるレシピ

50　柑橘入りもちキビレモンドレッシングサラダ
52　ワカメと青菜のもちアワみかんドレッシングサラダ
53　青のりごま塩とクルミ味噌の冷たいおにぎり
54　ヒエのふわふわすいとん入り味噌スープ

Maternity Recipes 5
便秘の解消をうながすレシピ：もちキビ

56　キビとろキツネ丼
58　キビとろと油揚げのピザ
59　キビとろ焼きうどん
60　もちキビポテト＆もちキビポテトのキッシュ
62　もちキビポテトうどん

Maternity Recipes 6
むくみの解消をうながすレシピ：
もちアワ・大根・小豆・リンゴ

64　大根のアワ煮
65　大根ともちアワのスープ
66　もちアワリンゴ
67　小豆のねりきり＆黒ごま風味のねりきり
68　アワぜんざい

Maternity Recipes 7
おっぱいの出をよくして産後の回復を早めるレシピ：もちアワ

70　あわっぷかし
72　アワ餅の磯辺巻きとアワ餅の味噌団子
73　アワ餅入りお雑煮
74　もちアワチーズのオニオングラタンスープ

76　赤ちゃんも一緒のつぶつぶ雑穀ごはん
77　目からウロコのつぶつぶ流
赤ちゃんの元気を育むごはんのポイント
78　赤ちゃんはごはんが好き！
80　つぶつぶ雑穀ごはんのおいしい炊き方

Baby Recipes 1
赤ちゃんも一緒に食べられるつぶつぶごはんレシピ

82　ヒエ粉のスープ
84　ヒエ粉とカボチャのポタージュ
86　ヒエ粉のシチュー
88　ヒエ粉のクリームグラタン
89　ヒエ粉のクリームドリア
90　ヒエ粉のテリーヌ
92　ヒエ粉のクリームコロッケ
93　ヒエ粉のうどん入り茶碗蒸し
94　カボチャのヒエ粉クリームサラダ２種

Baby Recipes 2
つぶつぶベビーおやつ

96　ヒエ粉とアワ粉の焼き菓子４種
98　塩味スティッククラッカー４種
100　つぶプルクリーム＆ハートのつぶプル
102　キビカボチャのきんとん

Baby Recipes 3
つぶつぶベビー行事食

104　お食い初め
106　桃の節句 雛祭り
108　端午の節句 こどもの日
110　七五三

Baby Recipes 4
赤ちゃんをやさしく守る キッチン野菜と果物の手当て法

112　くずネクター＆しょう油くず湯
113　くずのリンゴフルフル
114　簡単にできる手当て法

116　離乳後の赤ちゃん用携帯食

118　おわりに

●本書で使用している計量の単位

1カップ……200ml　1合……180ml　大さじ1……15ml　小さじ1……5ml

・本書レシピ中で「植物油」および「油」とあるのは、すべて**菜種油7：ごま油3**の割合で混ぜたもののことです。
・本書レシピの分量の人数は、あくまでも目安ですので、体調や赤ちゃんの発達のようすなどに合わせて調整してください。
・本書の内容は、著者の個人的研究と実際の経験にもとづき書かれたものです。

つぶつぶ流で

ハッピーなマタニティライフ&ナチュラルな子育て

ポイントは簡単！

妊娠中の食事の基本

- オーガニックな良質の食材を手に入れる
- 手作りを心がける
- 雑穀を取り入れたごはんを主食にする
- 野菜（タマネギ、サトイモなどは除く）は基本的に皮をむかずに調理する
- 甘味は100%果汁や甘酒でとり、砂糖、蜂蜜、メープルシロップなどの甘味料を避ける
- 果物はドライまたは旬の熟したものをたまに少量食べる
- 飲み物の基本は水とほうじ番茶（豆乳やジュースは飲料としてはふさわしくないので食材として使う）
- 肉や魚、卵、乳製品などの動物性食品はなるべく食べない

おなかの中で成長する赤ちゃんの体には、お母さんの血液が巡っています。赤ちゃんは、へその緒から流れてくるお母さんの血液を通して栄養を摂取し、大きくなっていくのです。そのお母さんの血液をつくるのは、お母さんが食べるものです。そして、その食べものを生み出すのが母なる地球なのです。

この母なる地球＝「地球お母さん」が生み出す生命力に満ちた食べものを、自然のルールに沿って料理し、食べていると、お母さんの体の中では、栄養豊かなきれいな血液がつくられていくため、おなかの中の赤ちゃんは大喜びですくすくと元気に育っていきます。そして、お母さん自身もどんどん健康になり、気持ちも安定してハッピーなマタニティライフを満喫することができます。

たとえば、妊娠前からきちんとした食事を心がけていれば、生理痛や生理不順が緩和されたり、また、一時的に止まってしまった生理が回復したり、妊娠しやすい体調をととのえることができますし、妊娠中や出産後には、以下のようなたくさんのメリットが期待できます。

妊娠中

・つわりが軽くなる
・妊娠中の体調をととのえる
・むくみにくくなる
・腎臓に負担がかかりにくくなる
・便秘や冷えが起こりにくくなる

出産後

・丈夫な赤ちゃんが生まれる
・赤ちゃんのケアや食事作りがラクになる
・おっぱいの質を高め、出をよくする→赤ちゃんの機嫌がよくなる
・産後の体の回復を助ける
・体型や若さがキープされやすくなる

野性の生命力を残した雑穀を
食卓に取り入れることで、
その効果はさらに高まります！

本書でご紹介する料理のプロセスは、どれもシンプルなものばかりなので、体調がつらいときや忙しいときにも、とても役立つおすすめレシピです。

雑穀を取り入れた料理を
毎日の習慣にすると
お母さんも赤ちゃんも一緒に元気！

① 貧血を改善する
雑穀には、鉄分をはじめとしたミネラルが豊富に詰まっています。その雑穀を、海のミネラルにあふれた自然海塩で調理すると、元気な血液がつくられ、貧血を改善する働きが期待できます。

② 体を内側からあたためる
雑穀、海の塩、味噌、しょう油には、体をあたためる働きがあります。つぶつぶ流の雑穀料理を毎日食べていると、体は内側からあたたまり、手の先、足の先までポッカポカになっていきます。

③ お通じをよくする
雑穀の食物繊維の豊富さは驚異的です。コンスタントに食べていくことで、多量の繊維が腸の内壁を刺激して便通を促進し、腸をスッキリ大掃除して、腸壁はいつもクリーンにキープされやすくなります。

④ 不足の栄養素を補う
雑穀には現代食に不足しているといわれる食物繊維と微量栄養素が豊富に含まれているため、つぶつぶ流の雑穀料理を続けていると、すみずみまで栄養が行き届き、体は常にベストコンディションにととのいやすくなります。

⑤ 弱アルカリ性の健康な体質をつくる
つぶつぶ流の雑穀料理は、穀物と野菜をはじめとするアルカリ性中心の食材で作ります。そのため、血液を弱アルカリ性にキープしやすくし、体のすみずみまで栄養が行きわたった丈夫な体質をつくります。

⑥ 赤ちゃんの免疫力を高める
雑穀には免疫力を高める成分や、細胞の酸化を防ぐポリフェノールが豊富に含まれているため、つぶつぶ流の雑穀料理で育つ赤ちゃんは抵抗力が強く、また、とてもきれいな肌をしています。

⑦ 骨を丈夫にする
雑穀にはカルシウムをはじめ、ミネラルが豊富に含まれています。また、とくに大根の葉をはじめ、緑の野菜にも多量のカルシウムが含まれているので、一緒に食べると、骨が丈夫になります。

⑧ 赤ちゃんも一緒に食べられる
つぶつぶ流の雑穀料理は、どれもがごはんでできているので、特別に赤ちゃん用の食事を用意する必要がありません。まさに赤ちゃんも一緒に楽しめる料理。特別な離乳食は必要ありません。

⑨ 赤ちゃんの脳や神経の発達を助ける
雑穀料理には赤ちゃんの脳の発育や神経細胞の発達をうながすといわれるα-リノレン酸がたっぷり含まれているため、バランスのよい発育が期待できます。

⑩ 正常な味覚を育てる
つぶつぶ雑穀料理を食べてつくられた血液からできるおっぱい、そして、つぶつぶ料理には、細胞レベルの満足を感じさせるおいしさがあり、赤ちゃんの味覚を正常に育てます。

血液をきれいにする＆新しくする効果のある食材

「穀物」と「塩」、この２つが、きれいな血液と元気な細胞をつくる要の食べものです。
妊娠中や出産後の回復、授乳生活に欠かせない食材たちを紹介します。

1 雑穀入りごはん または雑穀おかず７割

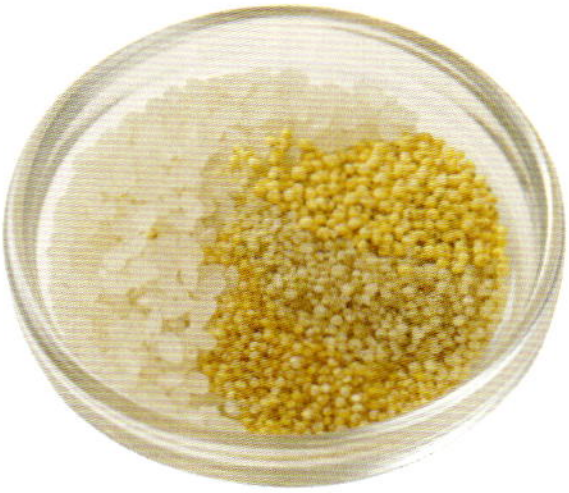

本来、白米は、いまでいう七分づきでした。いま、一般的に広く食べられている白米は、精白過剰で栄養価も低く、お米にそなわったうま味もそぎ落とされてしまって、おいしくありません。また、人工的に品種改良されすぎていて、生命力が弱っています。白米のごはんに野性の生命力を残した雑穀を加えることで、味も栄養価も高まります。

2 海水からつくられる 伝統製法の塩で調味する

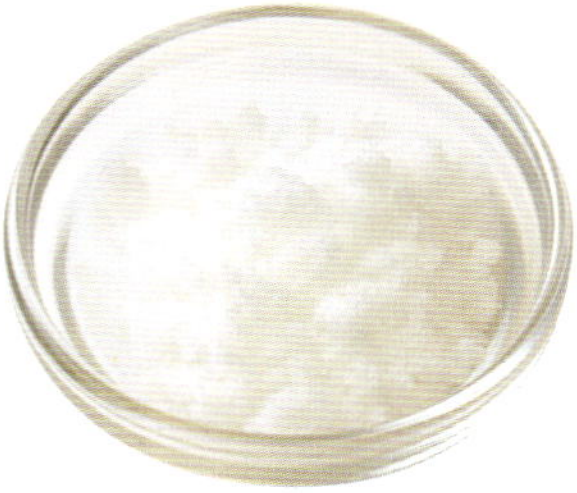

海は生命のふるさとです。人間の体の働きは、塩から摂取するナトリウムと植物から摂取するカリウムを中心に、多様なミネラルの力で調整されています。料理のおいしさは、じつは体が欲しているミネラルバランスがととのったときに感じられるものです。ミネラル豊富な自然海塩で、適度な塩分補給をこころがけましょう。

3 味噌・しょう油・梅酢・甘酒・菜種油・ごま油などの伝統製法の調味料を使う

つぶつぶ流の雑穀料理において、うま味と体の浄化力をさらに高める調味料は、天然の発酵調味料である味噌、しょう油、梅酢、甘酒です。そして、油も健康な体づくりに欠かせないものです。精製していない良質の菜種油とごま油を使うのがおすすめです。血液を汚染する化学調味料や砂糖は、つぶつぶ流では使いません。

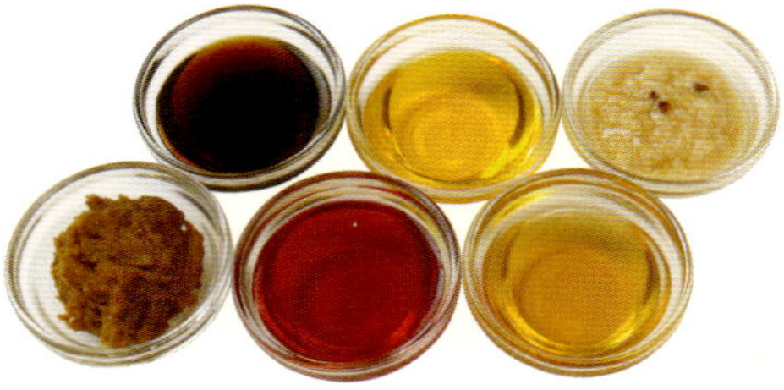

4 野菜と海藻を毎日食べる

新鮮な青い野菜と根菜などの旬の野菜、海藻、また、可能な限り野草や山菜も取り入れて毎日食べましょう。１日に食べる量の目安は、野菜が500g、海藻（戻したもので）が30～50gです。野菜と海藻の葉緑素が元気な血液をつくり、根菜が体をあたためて活性化してくれます。

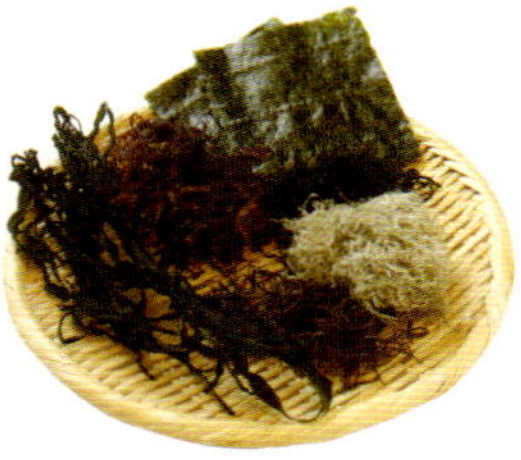

5 漬け物を毎食食べる

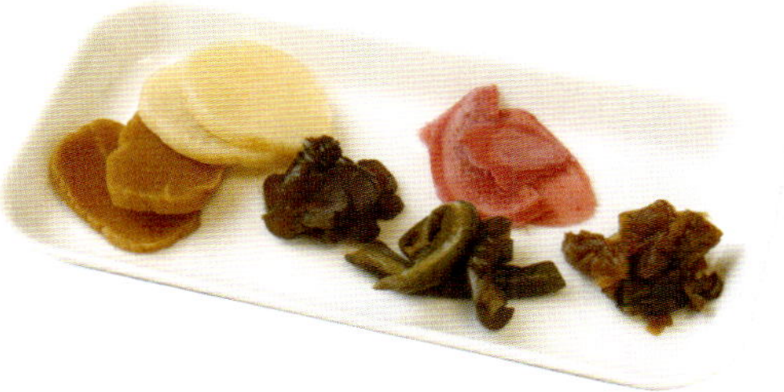

乳酸発酵した漬け物は、腸内環境をととのえて、腸内細菌の働きを活発にしてくれます。乾燥地の食べものであるヨーグルトは、本来、日本人の腸にはなじまないといわれています。漬け物や味噌、しょう油などの昔ながらの発酵調味料の方が、もともとの日本人の体質に合い、しっかり働いてくれます。少量を毎食ごとに食べると効果的です。

6 シード＆ナッツを毎日の食卓のアクセントに

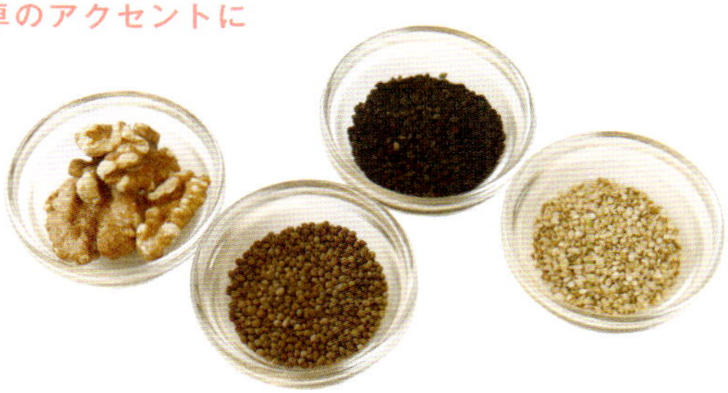

種子や木の実には、新しい生命を生み出すエネルギーが満ちています。毎日少量食べることで、体のパワーを高めることができます。良質のα-リノレン酸をはじめ、植物性脂肪の供給源としてもすぐれています。また、料理にコクとうま味、食感の変化などが加わるので、満足度も高まります。

7 お日さまパワーいっぱいの乾物を活用する

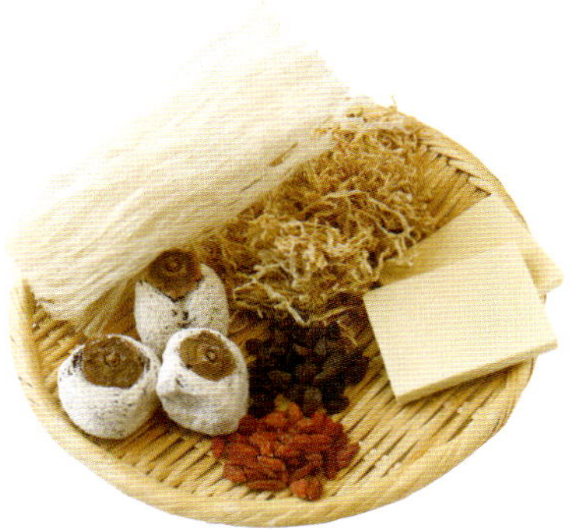

太陽のエネルギーを浴びながら干された乾物には、体を芯からあたためるお日さまパワーが宿っています。また、繊維が凝縮しているため、お通じもぐっとよくなり、とくに、冷えと便秘が大敵のマタニティの女性の体には、ぜひ活用して欲しい食材です。日に干すことで、ミネラルやビタミンもアップしています。

8 ほうじ番茶

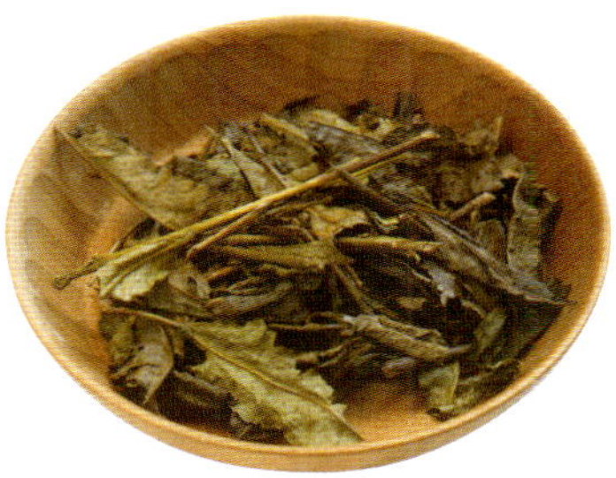

水分は、基本的に体を冷やします。とくに食前や食事中には、あまり飲まない方がいいでしょう。基本的に、喉がかわいたときには水を、食後やくつろぎタイムにはお茶を楽しむのが理想的です。秋に収穫した成熟葉を薪火で焙じた番茶は、体を冷やさず、ミネラルを補給してくれます。カフェインもきわめて少ないため、妊娠中や赤ちゃんにも安心です。

Basic Maternity ごはん 1

妊娠中全期を通しての基本のごはんは
雑穀入りごはん ＋ 海藻と野菜の炒め味噌汁 ＋ 青菜のおひたし ＋ 漬け物
これでパーフェクトなバランスです。

- 六穀ごはん
- ワカメ入り具だくさん炒め味噌汁
- 青菜のおひたし
- たくあん漬け、梅干し

白米＋雑穀ごはん

白米に1～2割の雑穀を混ぜ、自然塩を入れて炊くと、不足の栄養素が補われて、栄養価は数倍に高まります。玄米にこだわらなくても、健康になれるのがうれしいですね。

六穀ごはん

材料（5～6人分）
白米……２と2/3合
五穀ミックス……1/3合
自然塩……小さじ１弱
水……３合の目盛り分

作り方
洗って水をきった白米と五穀ミックス、塩を炊飯器に入れ、3合の目盛りまで水を入れて炊く。
＊五穀ミックスは、ヒエ、もちアワ、もちキビ、赤米、黒米を、味わいと見た目のハーモニーを考えてブレンドしたものです。

青菜のおひたし

青菜にはカルシウムがいっぱい。そして、葉緑素はキレイな血液をつくります。青菜は塩少々を入れた熱湯でさっとゆでてザルにあげ、切りそろえて器に盛りつけ、しょう油を同量の水で割った割りじょう油をかけていただきます。

漬け物

日本人の腸をととのえてきたのは、ヨーグルトではなく、たくあん漬けやぬか漬けなどの乳酸発酵した漬け物です。基本は、海の塩で漬け込んだ昔作りのたくあん漬けと梅干し。これが元気の源となります。

海藻入りみそ汁

味噌は消化のいい植物性たんぱく質の宝庫です。日本の風土ならではの麹で発酵させた味噌には、解毒作用をはじめ、さまざまな薬効成分が含まれています。とくに海藻と味噌の組み合わせは、体内に蓄積した重金属や放射能すら追い出す効果が期待でき、デトックス力のある体へと導いてくれます。また、具を菜種油で炒めることで、コクと栄養バランスが高まります。

ワカメ入り具だくさん炒め味噌汁

材料（2～3人分）
ジャガイモ……120ｇ
キャベツ……100ｇ
キヌサヤ……30ｇ
乾燥ワカメ……3ｇ
昆布……5㎝角
植物油……小さじ２
水……３カップ
麦味噌……60ｇ

作り方
1. ジャガイモは皮つきのままタテ半分に切り、1㎝幅の半月切りにする。キャベツは3㎝角に切る。キヌサヤはスジを取る。乾燥ワカメは熱湯で1分ゆでて水にとり、ザルにあげて一口大に切る。
2. 鍋に油を熱して、1のジャガイモをさっと炒め、さらにキャベツを加えて炒める。全体に油がまわったら、分量の水と昆布を入れてフタをし、強火で煮立て、沸騰したら中火にしてジャガイモがやわらかくなるまで煮る。
3. 2に1のキヌサヤを入れ、火を止めて麦味噌を溶き入れ、1のワカメを加えて、再び火をつけ、一度煮立てて火を止める。

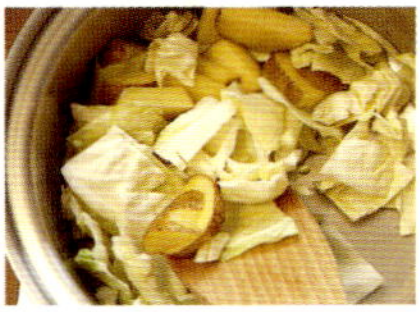

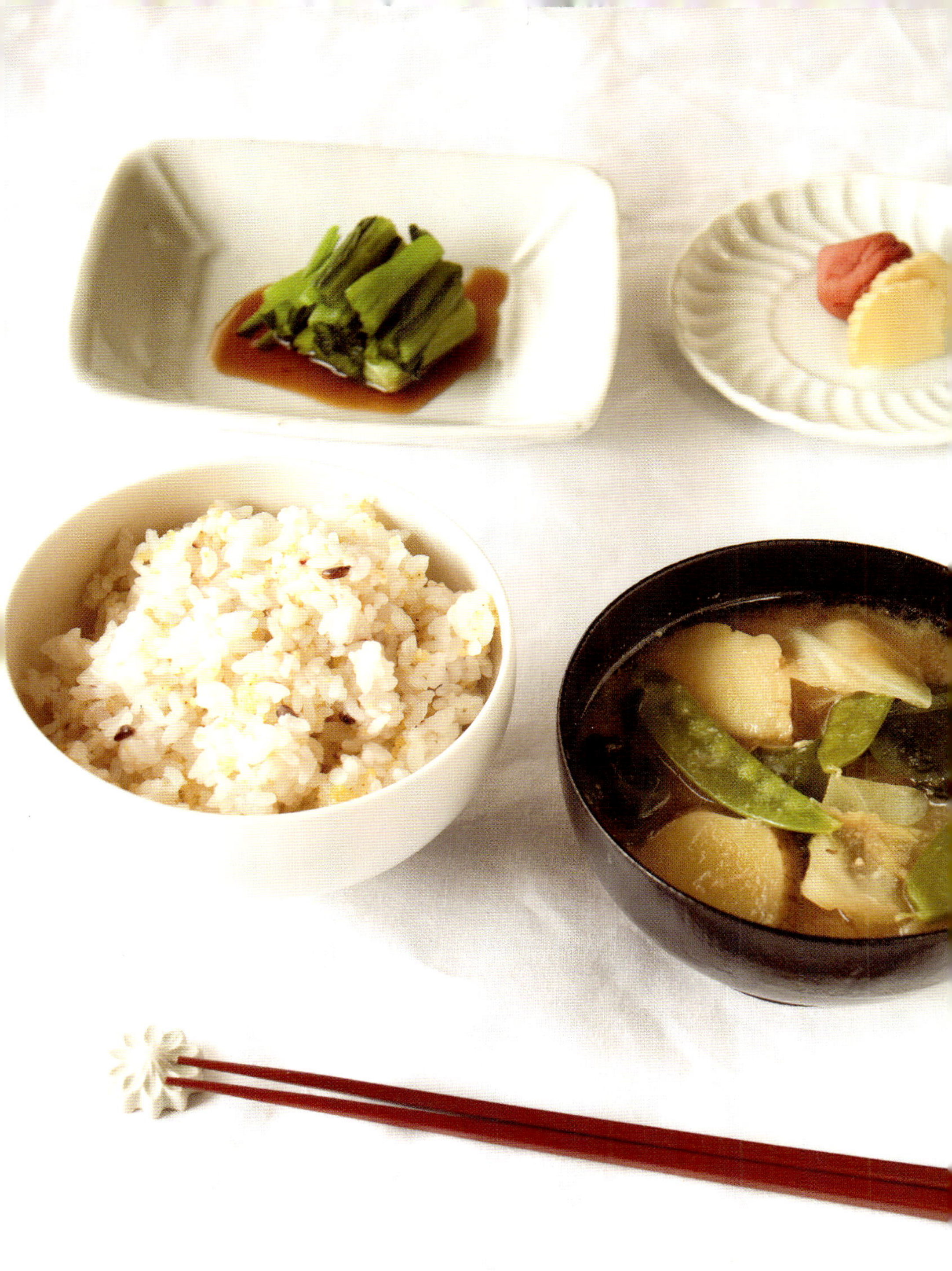

Basic Maternity ごはん 2

**雑穀と野菜を一緒に煮るだけの雑穀シチューなら
安心して洋風メニューも楽しめます！**

- ヒエシチュー
- ゴボウの味噌漬け
- 糸寒天とフノリの海藻サラダ
- 天然酵母パン

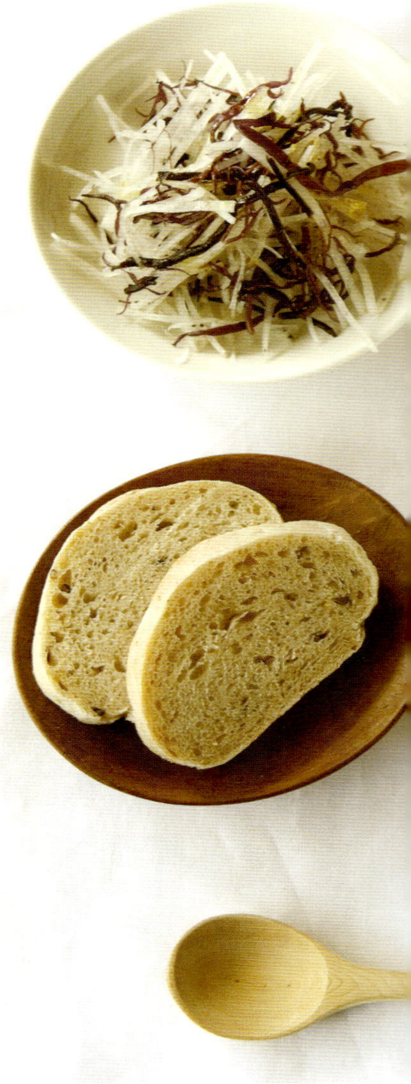

雑穀シチュー

雑穀と一緒に煮た野菜はおいしい！　野菜と一緒に煮た雑穀はおいしい！ヒエは雑穀の中でも、とくに体をあたためる働きが高いのが特徴です。また、食物繊維も豊富なため、冷え性だけではなく、便秘解消の効果も期待できます。もちろん、つぶつぶ流のシチューは、ヒエだけに限らず、ほかの雑穀と野菜の組み合わせでも、多彩で個性的なおいしさをさまざまに楽しむことができます。

ヒエシチュー

材料（5〜6人分）

ヒエ……1/2カップ
タマネギ……200ｇ
ニンジン……80ｇ
レンコン……100ｇ
インゲン……30ｇ
昆布……5㎝角
干しシメジ……10ｇ
植物油……大さじ1
水……6カップ
自然塩……小さじ2と1/4
麦味噌……小さじ1/2（水小さじ1/2で溶く）

作り方

1. タマネギはヨコ半分に切ってから、5㎜幅のまわし切りにする。ニンジン、レンコンは皮つきのまま2㎜幅のイチョウ切りにする。インゲンはスジを取り、斜めに切る。
2. 鍋に油を熱して、1のレンコン、タマネギ、ニンジンを順に加えてさっと炒め、さらに分量の水、昆布、干しシメジを加えて、フタをして強火で煮立てる。
3. 2が沸騰したら、洗って水をきったヒエと塩小さじ2と1/4を加え、ふたたび煮立ったらフタをして、中火でときどき混ぜながら20分煮る。
4. 3に1のインゲンを加えて10分煮込む。
5. 味見をして、味がうすければ塩（分量外）を加え、濃ければ水を加えて味をととのえ、水で溶いた麦味噌を混ぜて仕上げる。

＊ 味噌を少量加えると、コクとうま味が増します。

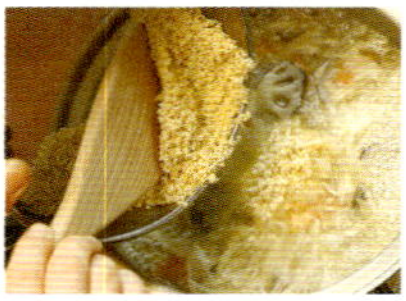

海藻入りサラダ

海藻は体の中を大掃除してくれる頼もしい食材です。洋風メニューのときには、とくにサラダ食材として重宝します。

糸寒天とフノリの海藻サラダ

材料（2〜3人分）

大根……100ｇ
糸寒天……5ｇ
フノリ……5ｇ
ヒジキマリネ＊……30ｇ
梅酢ドレッシング＊＊……少々

作り方

1. 大根は皮つきのまま千切りにして、冷水に5分つけ、ザルにあげて水をきる。糸寒天は水に10分つけて戻し、5㎝の長さに切る。フノリは水にさっとつけて戻し、大きいものはちぎる。
2. 1の材料とヒジキマリネを混ぜて梅酢ドレッシングで味をととのえる。

＊ヒジキマリネ

材料（作りやすい分量）

ヒジキ（乾燥）……10ｇ
菜種油……大さじ2
梅酢……大さじ1
しょう油……小さじ1/3

作り方

菜種油、梅酢、しょう油を混ぜ合わせてマリネ液を作り、熱湯で5分ゆでたヒジキを熱いうちに漬ける。

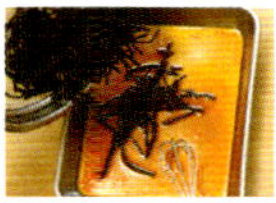

＊＊梅酢ドレッシング

材料（作りやすい分量）

菜種油……大さじ2
梅酢……大さじ1

作り方

菜種油と梅酢を合わせて、よく混ぜる。

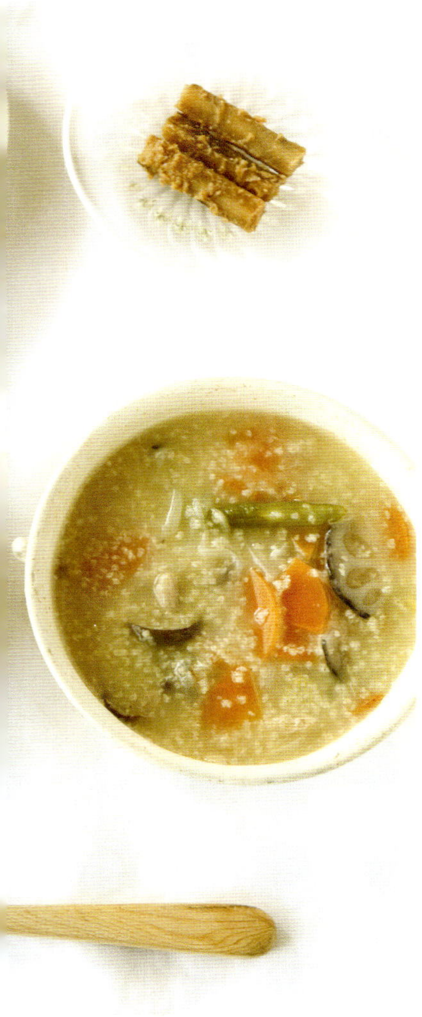

根菜＋味噌

食物繊維とミネラルの豊富な根菜を毎日食べると、栄養バランスがととのって、体が芯から丈夫になっていきます。また、味噌には腸を元気にする働きがあります。ゴボウを5分ゆでて味噌に漬けるだけ、しかも長期保存がきく簡単手軽なゴボウの味噌漬けで、タフな体を手に入れましょう。とくに、味噌汁がないメニューには大活躍する必須おかずです。

ゴボウの味噌漬け

材料

ゴボウ……適量
味噌……適量

作り方

1. ゴボウは皮つきのまま5㎝の長さに切り、さらにタテに4等分（太いものは6等分）に切って、熱湯で5分ゆで、ザルにあげて水気をきる。
2. 1のゴボウを味噌に埋め込むように漬ける。

＊ 半日後からずっとおいしく食べられます。
＊ 味噌は、麦味噌、豆味噌、またはミックスと、それぞれに違った味わいが楽しめておいしいです。

天然酵母パン

パンは、できるだけイーストやイーストフードではなく、天然酵母から作ったものがおすすめです。手作りするときには、小麦粉に雑穀粉を混ぜると、栄養価はさらに高まり、おすすめです。

Basic Maternity ごはん 3

シンプルな煮物に炊いた雑穀を合わせるだけで大満足のおかずに！

- 野菜のヒエそぼろ煮
- もちアワごはん
- 切り干し大根の味噌汁
- しば漬け
- 青のりごま塩（P18）

雑穀で作るおかず

ヒエをそぼろに見立てておかずを作ります。ボリューム感のあるしっかりしたおかずがほしい人には、とくに雑穀と野菜で作るおかずがおすすめです。雑穀はごはんの仲間なのに、コクとうま味が強く、歯ごたえもあるので、おかず食材として活用することで、無理なく、おいしい、ごはん中心のメニューをととのえることができます。

白米＋雑穀ごはん

もちアワごはん

材料（5～6人分：炊きあがりの量＝約900ｇ）
白米……2と1/2合
もちアワ……1/2合
自然塩……小さじ1弱
水……2と1/2合の目盛り分

作り方
洗って水をきった白米ともちアワ、塩を炊飯器に入れ、2と1/2合の目盛りまで水を入れて炊く。
＊もちキビごはんも、同じ分量、炊き方で炊けます。

野菜のヒエそぼろ煮

材料（3～4人分）
炊いたヒエ＊……120ｇ
ジャガイモ……300ｇ
ニンジン……100ｇ
タマネギ……200ｇ
インゲン……100ｇ
昆布……5㎝角
植物油……大さじ1
水……1と1/2カップ
自然塩……小さじ1
しょう油……大さじ3

作り方
1. ジャガイモとニンジンは皮つきのまま一口大に切る。タマネギは8等分のくし切り（小さいときは6等分）、インゲンはスジを取り、半分の長さに切る。
2. 鍋に油を熱して、1のジャガイモとニンジンを順に入れてさっと炒め、分量の水と昆布を加え、さらに1のタマネギとインゲンも入れて煮立たせる。
3. 2が沸騰したら、塩を入れて、フタをして中火でジャガイモに火が通るまで10分くらい煮る。
4. 3のジャガイモがやわらかくなったら、しょう油を入れて中弱火にする。煮汁が1/2くらいになったら具を端に寄せて、炊いたヒエを加えて煮汁にひたし、フタをして火からおろして5分おく。

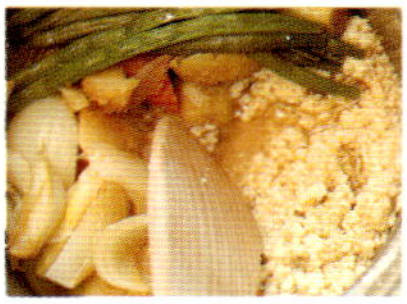

＊ヒエ・基本の炊き方

材料（炊きあがりの量＝約200ｇ）
ヒエ……1/2カップ
水……1カップ
自然塩……小さじ1/8

作り方
1. ヒエは洗って目の細かいザルにあげ、水をきる。
2. 鍋に分量の水を入れて火にかけ、沸騰したら塩と1のヒエを入れ、木べらでよく混ぜながら強火で煮る。
3. ヒエが水を充分に吸って、木べらの跡がスジになって残るようになったら、フタをして弱火で15分炊く。
4. 炊きあがったら火からおろして10分蒸らし、木べらでさっくり混ぜ、風を入れる。

＊ クッキングマットなどを鍋の下に敷いて火にかけると、均一な弱火になり、うまく炊けます。

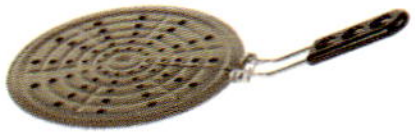

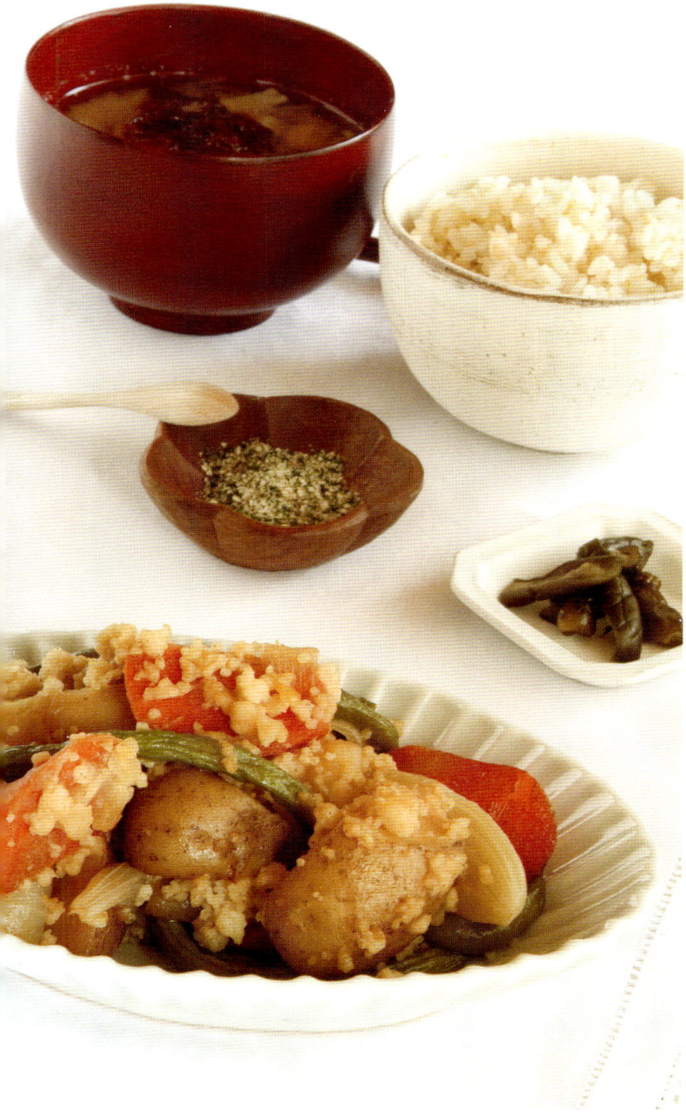

乾物

切り干し大根などの乾物には、繊維とミネラルが豊富。そして、なによりうれしいのは、体を内側からあたためてくれるお日様パワーをたっぷり含んでいることです。歯ごたえもユニークでおいしい。

切り干し大根の味噌汁

材料（3～4人分）
切り干し大根……10g
板麩……1/2枚
赤トサカノリ……2g
昆布……5cm角
水……3カップ
麦味噌……50g

作り方

1. 切り干し大根は水につけて短時間で戻し、水をしぼって食べやすい大きさに切る。板麩は熱湯に2回くらいくぐらせて戻し、5mm幅に切る。赤トサカノリは水にさっとつけて戻す。
2. 鍋に分量の水と昆布を入れて強火にかける。煮立ったら1の切り干し大根と板麩を入れてフタをし、切り干し大根がやわらかくなるまで中火で3分くらい煮る。
3. 2に麦味噌を溶き入れ、火を止める。
4. 椀に3を盛り、1の赤トサカノリをトッピングする。

ふりかけ

簡単に作れる青のりごま塩（P18）は、白米＋雑穀ごはんの味と栄養価を高めます。

漬け物

海の塩で漬けた無着色のしば漬け。腸の働きをととのえやすくします。

Basic Maternity ごはん 4

**植物性たんぱく食品の高野豆腐入り味噌おじやで
シンプルに栄養バランスをととのえる**

- 雑穀味噌おじや
- 大根葉とワカメのエゴマ和え
- キュウリのぬか漬け

雑穀ごはんのおじや

雑穀ごはんで作るおじやはコクとうま味があるので、とても簡単なのに、高い満足感が得られます。卵風味のあるもちキビごはんをベースに、ハム風の食感をもつ高野豆腐を加えて作るおじやは、大人にも子どもにも大人気です。

雑穀味噌おじや

材料(2人分)

もちキビごはん(P14のもちアワごはんと同じ分量・炊き方)……300g
大根……100g
高野豆腐……2枚
水……3カップ
麦味噌……60g
葉ネギ……適量

作り方

1. 大根は皮つきのまま3cmの長さに切り、1cm幅の短冊切りにする。高野豆腐は水につけて戻し、半分に切ってから1cm幅に切る。
2. 鍋にもちキビごはん、1の大根と高野豆腐、分量の水を入れて、フタをして火にかける。沸騰したら、中火で10分煮る。
3. 2の大根がやわらかくなったら、麦味噌を溶き入れ、ごはんが好みのかたさになるまで弱火で煮る。
4. 3を器に盛り、小口切りにした葉ネギを散らす。

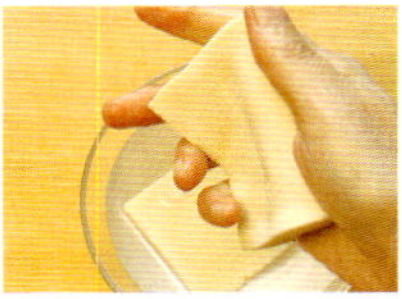

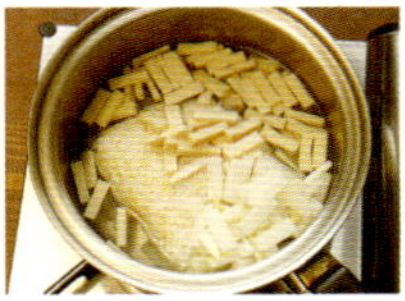

大根葉＋エゴマ

毎日とりたいカルシウムとα-リノレン酸がたっぷりの一皿。大根葉はカルシウムの宝庫です。食物繊維も葉緑素もたっぷり。また、エゴマはα-リノレン酸が豊富。この組み合わせで、体調が一気にととのいやすくなります。

大根葉とワカメのエゴマ和え

材料(2人分)

大根葉……120g
乾燥ワカメ……6g(または生ワカメ40g)
エゴマ……20g(約大さじ2)

[割りじょう油]
しょう油……小さじ1
水……小さじ1

作り方

1. 大根葉は塩少々（分量外）を加えた熱湯で5分ゆでて、5mm幅に切る。乾燥ワカメは熱湯で1分ゆでて水にとり、ザルにあげて一口大に切る。エゴマはさっと煎り、すり鉢で半ずりにする。
2. 1の大根葉、ワカメ、エゴマを混ぜて器に盛り、しょう油を分量の水で割った割りじょう油をかける。

ぬか漬け

乳酸発酵したぬか漬けは、腸をクリーン＆元気にし、体の調子をしっかりととのえやすくしてくれます。

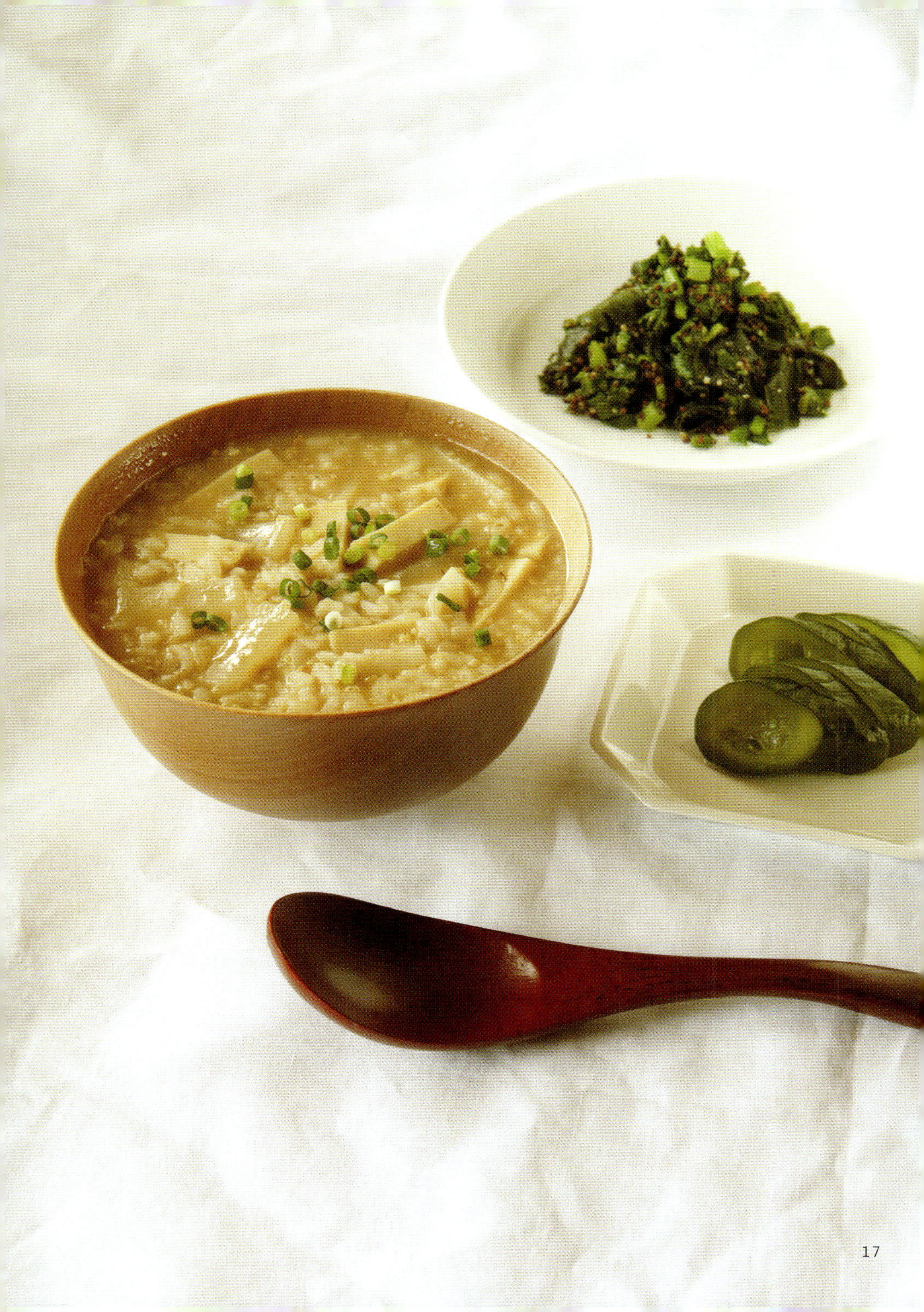

Basic Maternity ごはん

ふりかけいろいろ

おいしいふりかけがあれば、それだけでごはんが進みます。
じつは、子どもは、ごはんさえあれば満足なのです。
体の機能を高める栄養素いっぱいのふりかけがあれば、
おかずをたくさん作る必要がないうえに、
体調はしっかりととのいやすくなります。

薬効成分に富むごまの油でミネラルたっぷりの自然塩の一粒一粒を包んだふりかけです。
毎日のひとふりが、丈夫な体へと導きます。

白ごま塩

材料（作りやすい分量）
自然塩……大さじ1
白ごま……大さじ4

作り方
1. 鍋を火にかけてあたため、塩を入れて、木べらで細かくつぶしながらから煎りする。つんとした匂いがなくなり、水分がとんだら、すり鉢に移して、サラサラになるまで強くする。
2. 1の鍋を火にかけ、白ごまを入れ、鍋をときどきゆすりながら、パチパチと2～3粒はじけるまで煎る（1粒を2本の指先でつぶしたとき、ホロホロと粉になれば、しっかり煎れている状態。ごまの油が出て、ねっとりするのは、まだ煎り方がたりない）。
3. 1のすり鉢の塩の上に、2の白ごまを重ね入れ、力を入れずに塩と白ごまを混ぜ、サラサラになるまでする。

手軽に海藻が毎食とれるふりかけです。
色合いが美しく、香ばしくて、ごま塩よりもやさしい塩味です。また、青のりはごま塩の力で酸化しにくくなります。

青のりごま塩

材料（作りやすい分量）
白ごま塩（上記）……大さじ3
青のり……大さじ1

作り方
白ごま塩に青のりを混ぜる。

カリッと焼き上げたワカメは、それだけでおいしくてヘルシーな磯の風味たっぷりのうれしいおやつやおつまみになります。くだいて煎りごまと混ぜると、絶品ふりかけのできあがり。

ワカメごまふりかけ

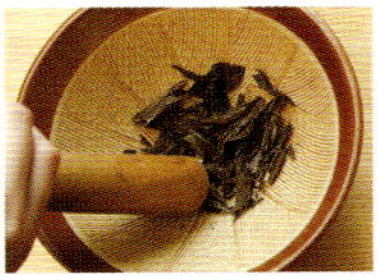

材料（作りやすい分量）
乾燥ワカメ……15ｇ
白ごま……30ｇ

作り方
1. 乾燥ワカメは厚手のフライパンで手でパリっと割れるくらいまで、香ばしく焼く。白ごまは煎り、包丁で切って、切りごまにする。
2. 1のワカメをすり鉢または厚手のポリ袋に入れて細かくくだき、1の煎り切りごまと混ぜる。

エゴマは、赤ちゃんの脳の発育を助け、神経の発達をうながす働きが期待できると注目されている必須脂肪酸のα－リノレン酸の宝庫です。
しょう油のパワーで保存がきき、また、カツオ節のような風味が楽しめます。

エゴマふりかけ

材料（作りやすい分量）
エゴマ……25ｇ
しょう油……大さじ1

作り方
1. 鍋を火にかけてあたため、エゴマを入れ、パチパチとはじける音がして、シソの香りがしてくるまで煎る。
2. すり鉢に1のエゴマを入れ、すりこぎで半ずりにする。
3. 2にしょう油を加え、混ぜ合わせる。

＊それぞれ10日～2週間くらい保存ができます。

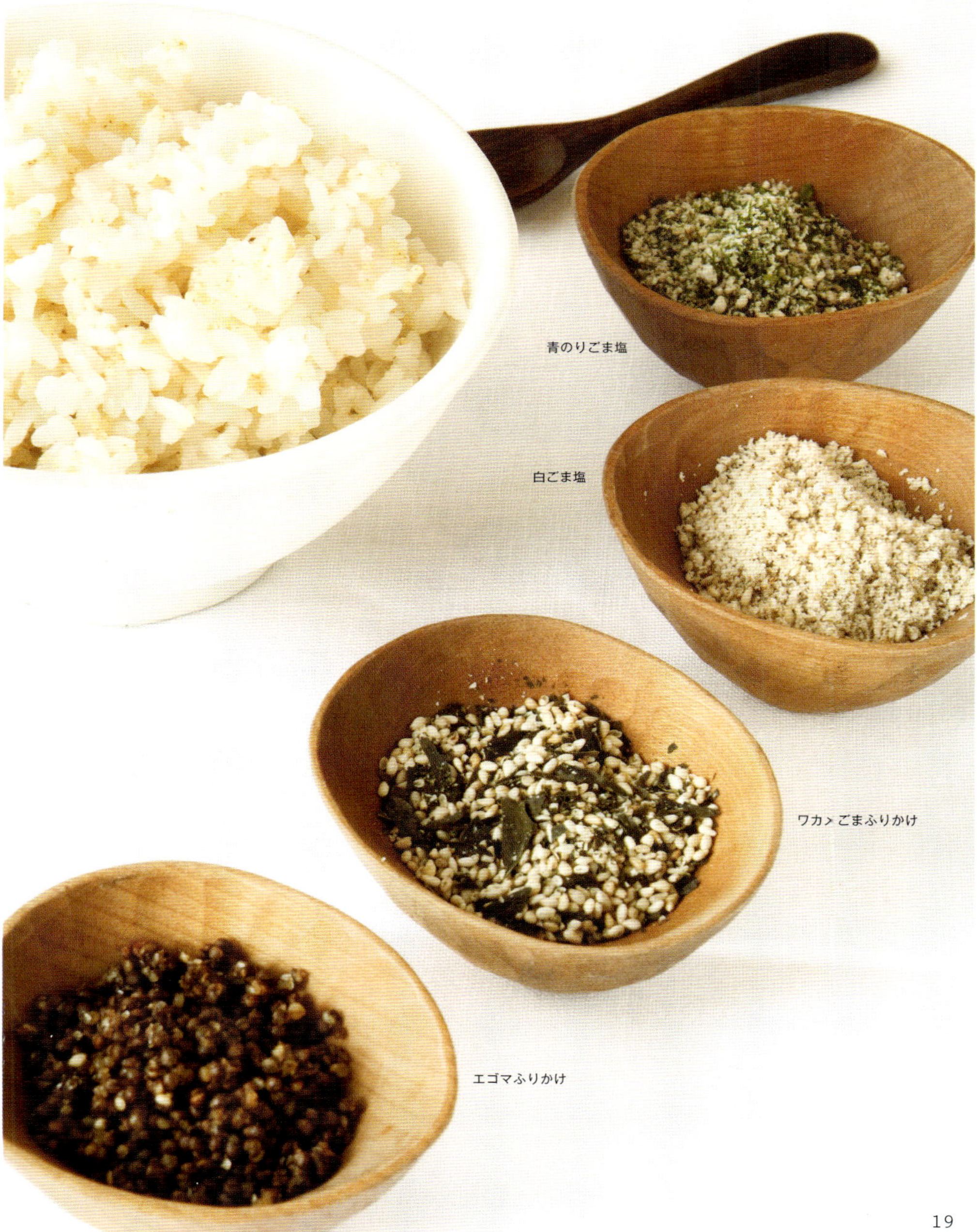
青のりごま塩
白ごま塩
ワカメごまふりかけ
エゴマふりかけ

Basic Maternity ごはん

常備菜いろいろ

一度作ると、保存容器やビンなどに入れて
10日くらいは保存できる、便利な常備菜を紹介します。
キッチンに常備菜がスタンバイしていれば、ごはんさえあれば、
いつでもどこでもヘルシーなごはんタイムが楽しめます。
そして、意外にパンとの相性も抜群！
時間がないときや、おかずがもう1品欲しいときにも
大活躍のおすすめレシピです。

火を使わないで作れる、梅干し味の切り和え味噌。梅干しの薬効成分を、毎日少しずつ、おいしく取り入れるのに役立ちます。

梅味噌切り和え

材料（作りやすい分量）
梅干し（果肉）……20g　麦味噌……5g
長ネギ……40g

作り方
1. 梅干しの果肉は包丁でたたく。
2. 長ネギはタテに4等分してから3㎜の小口切りにする。
3. 1の梅干しと2の長ネギと麦味噌を包丁でたたいて切り混ぜ、ネギトロ風に仕上げる。

クルミの脂質と歯ごたえが味噌にひそんだ“うま味噌”。水でのばせば、おいしい味噌だれになります。

クルミ味噌

材料（作りやすい分量）
クルミ……40g　麦味噌……40g

作り方
1. クルミは煎って、半量は粗く刻み、半量はすり鉢でよくする。
2. 1のすり鉢に麦味噌を入れて混ぜ、さらに粗く刻んだクルミも加えて混ぜる。

風邪をひきにくい体質をつくるネギいっぱいの常備菜。お湯をそそげば、即席味噌汁にもなります。

ネギ味噌

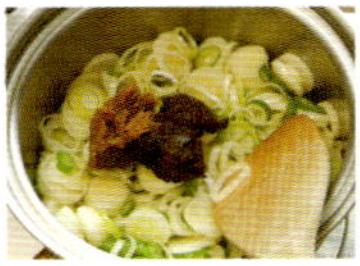

材料（作りやすい分量）
長ネギ……200g
白ごま……大さじ1
植物油……大さじ1
水……1/4カップ
麦味噌……50g
ユズの皮の千切り（あれば）……大さじ1
ユズの搾り汁（あれば）……小さじ2

作り方
1. 長ネギは3㎜幅の小口切りにする。白ごまは煎り、包丁で切って、切りごまにする。
2. 鍋に油を熱して、1の長ネギをさっと炒め、分量の水を入れる。さらに、麦味噌を上にのせて、フタをして中火で煮る。
3. 2の水分がなくなり、チリチリと鍋の端に少し焦げ目がついてきたら、全体をはじめてかき混ぜる。煮汁が完全になくなるまで、そのまま少し煮る。
4. 3に1のごまを入れ、混ぜる。さらにユズのある時期は、ユズの皮の千切りとユズの搾り汁も加えて、混ぜる。

扱いや調理が面倒だと敬遠されがちな根菜が毎日食べられる便利常備菜。千切りの根菜は、やさしい歯ごたえが楽しめて、消化のよさもピカイチです。

ゴボウの食養きんぴら

材料（作りやすい分量）
ゴボウ……100g
ニンジン……100g　水……1カップ
植物油……大さじ2　しょう油……大さじ3～4

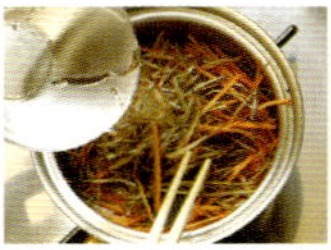

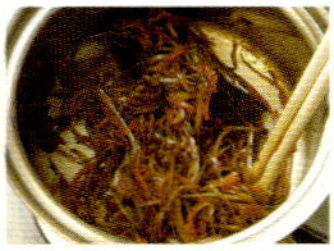

作り方
1. ゴボウとニンジンは皮つきのまま斜めに薄く切り、タテに千切りにする。
2. 鍋に油を熱して、1のゴボウを炒め、アクがとんでツンとした匂いが甘い香りに変わったら、さらに1のニンジンを入れてさっと炒める。
3. 2に分量の水を入れ、フタをして、水が半分くらいになるまで中火で煮る。
4. 3にしょう油を加え、煮汁がほとんどなくなるまで煮込んだら、混ぜながら鍋底に残った煮汁を煮詰めてはからめ、煮汁が完全になくなるまで煮る。

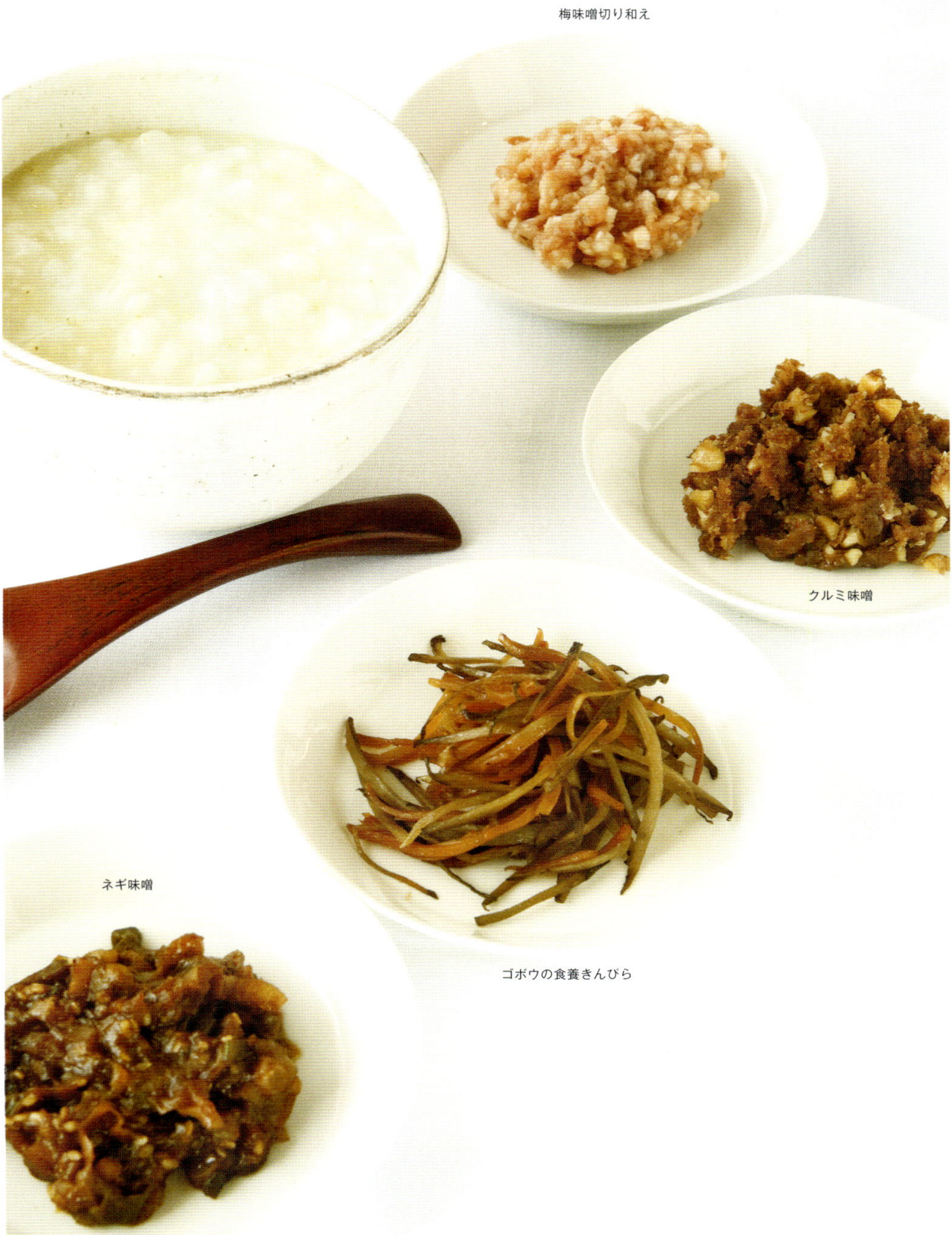
梅味噌切り和え
クルミ味噌
ネギ味噌
ゴボウの食養きんぴら

おいしい雑穀料理が
お母さんと赤ちゃんの体を守ります！

貧血、冷え、つわり、便秘、むくみ、産後の回復やおっぱいの悩みなど、
妊娠中や出産後には、いろいろな体の症状が出てくることがありますが、
雑穀を取り入れたつぶつぶ流のごはんレシピなら、
おいしく食べられて、さらに症状の改善も期待できます。

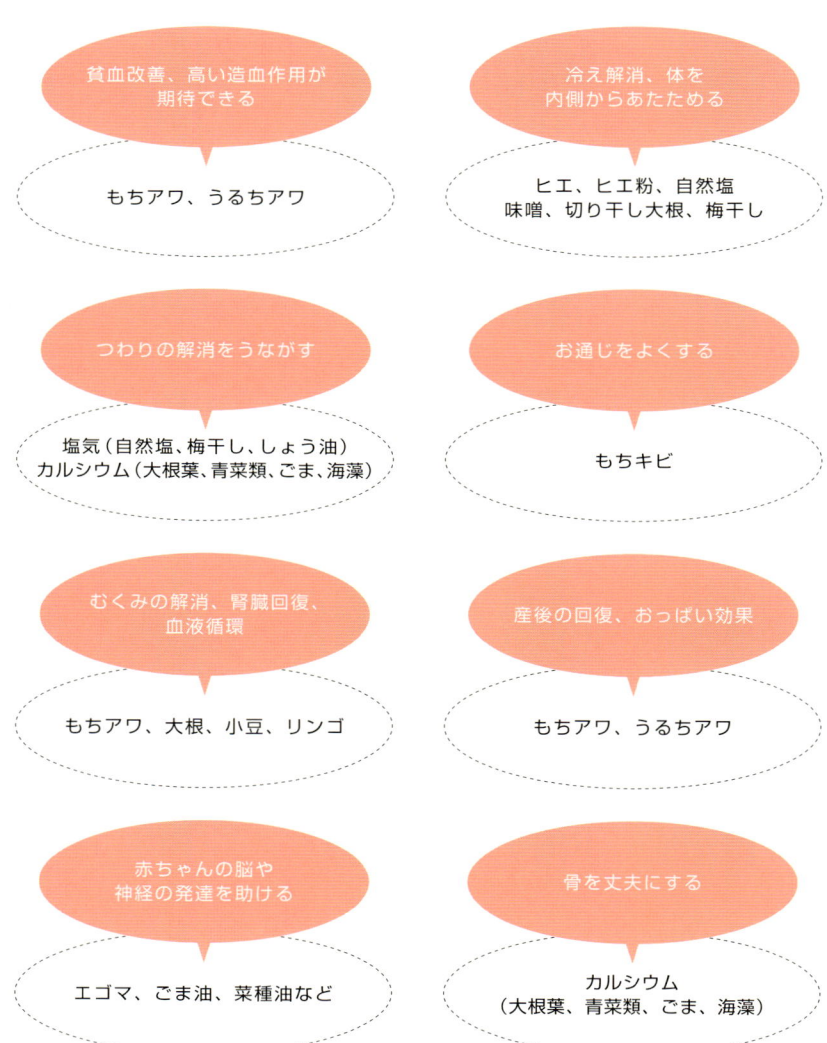

貧血改善、高い造血作用が
期待できる

もちアワ、うるちアワ

冷え解消、体を
内側からあたためる

ヒエ、ヒエ粉、自然塩
味噌、切り干し大根、梅干し

つわりの解消をうながす

塩気（自然塩、梅干し、しょう油）
カルシウム（大根葉、青菜類、ごま、海藻）

お通じをよくする

もちキビ

むくみの解消、腎臓回復、
血液循環

もちアワ、大根、小豆、リンゴ

産後の回復、おっぱい効果

もちアワ、うるちアワ

赤ちゃんの脳や
神経の発達を助ける

エゴマ、ごま油、菜種油など

骨を丈夫にする

カルシウム
（大根葉、青菜類、ごま、海藻）

赤ちゃんを養う
おっぱいは
お母さんの血液

羊水の中での成長を終えて、空気の世界に誕生した赤ちゃんが飲むおっぱいは、お母さんの赤い血液が乳腺の途中で白く変化したもの。まさに、お母さんの血液です。生まれてからも、赤ちゃんはお母さんの血をおっぱいというかたちで分けてもらうことで、すこやかに生きることができます。おっぱいは、赤ちゃんを守る栄養の宝庫なのです。そして、地球のおっぱいの代表ともいえる雑穀には、お母さんの体を守る栄養がいっぱい詰まっています。

初乳は赤ちゃんが
口にする
はじめてのごはん

赤ちゃんがはじめて飲むおっぱいを「初乳（しょにゅう）」といいます。初乳はとても濃いおっぱいです。水の世界から陸の世界に誕生した赤ちゃんを守る免疫物質など、体を守る成分がたっぷり含まれているからです。おっぱいを薬で消毒したり、初乳をバイ菌が心配だからと捨てたりすると、赤ちゃんのためのせっかくの免疫力が損なわれてしまいます。おっぱいは、その後、さらっと白くなり、赤ちゃんの成長に合わせてだんだんと糖分と脂肪分が濃くなっていくといわれています。人工ミルクにはできない技、大きな自然、宇宙の神秘や愛から生まれた壮大なしくみです。

人間のおっぱいは、脳を最優先に育てながら、ゆっくりと充実した体をつくっていくための栄養バランスがととのっているものといわれ、たとえば、おっぱいの糖質は牛乳の３倍も含まれています。

雑穀は
大地から湧き出す
おっぱい

日本人の祖先も世界の先住民も、自分の住んでいる土地に育つ雑穀を、「祖先の神さまから贈られた魂を養う食べもの」と呼んで、信頼と感謝の気持ちで、歓喜の思いとともに食べてきました。あまたの植物とは別格の、聖なる食べものが雑穀であったのです。日本では、長い長い間、北日本の主食穀物は「ヒエ」、西日本の主食穀物は「うるちアワ」であったといいます。どちらも、ミルキーなコクのあるおいしさが特徴の雑穀です。

「地球お母さん」の体から湧き出る雑穀には、現代に生きる私たちのいのちを救い出す地球の愛とエネルギーがぎっしり詰まっているため、雑穀が主役のつぶつぶ食生活をしていると、心も体もほんわかあたたかく、リラックスして、「地球お母さん」や「太陽お父さん」. そして、大きな宇宙を動かしている根源のエネルギーとのつながりを感じることができるようになります。そして、雑穀を食べることで、自然とお母さんの心には、信頼と感謝に満ちた愛情があふれてきます。

すぐにおっぱいが出なくてもあわてない！

おっぱいの出る時期には、およそ2日くらいの幅があるといわれていますが、すぐに出なくても、あわてたり、気にしたりしないことが一番です。気にすると、精神的なストレスが高まり、ますます出にくくなってしまいます。また、お母さんが心配ばかりしていると、その波動がおっぱいに影響して、赤ちゃんに不安の波動が伝わってしまいます。

妊娠中から、つぶつぶ流の雑穀食をしていると、おっぱいは必要なときに必要なだけ出てきやすくなるので、安心して赤ちゃんとの暮らしをスタートできることでしょう。赤ちゃんのお腹がすいてくるころにはおっぱいが張ってきて、吸うと出る、そんな感じのおっぱい生活です。赤ちゃんが機嫌よくコンスタントにしっかり飲んでいれば、張って苦しむこともないので、らくちんです。

つぶつぶ流の雑穀食生活でらくちんお産＆子育て

雑穀が主役の穀物と野菜中心の食生活をしていると、お母さんの体の中では、どんどん浄化が進みます。すると、しだいに体中に元気で免疫力の高い健全な血液が満ちて、おいしいエネルギーに満ちたおっぱいが湧いてきます。おっぱいの質がよくなれば、当然、乳腺炎とも縁がなくなり、また、おっぱいの栄養バランスがよければ、赤ちゃんは心身ともに満足して、いつもニコニコと機嫌がよく、夜もぐっすり長く眠ってくれます。結果的に、お母さんも赤ちゃんも不安やストレスの少ない、らくちん子育てが実現することでしょう。

Pick Up Column

酸性な体のお母さんと赤ちゃんには アルカリ性の食事を！

人間の体の中では、毎日、酸性のゴミが大量に発生しています。そして、その毎日発生する大量の酸性ゴミを中和して排泄するのは、弱アルカリ性の性質をもった血液です。

赤ちゃんがおなかの中に宿ると、お母さんの体の働きが赤ちゃんを育てるために活発に働いて、新陳代謝も排泄物も増えるため、お母さんの体は妊娠していないときに比べてぐっと酸性に傾きます。また、赤ちゃんの体も成長が著しいため、新陳代謝が非常に活発で、酸性の排泄物が多くなり、体は酸性が強くなるのです。そのため、お母さんと赤ちゃんの健康を保つには、アルカリ性の食事を意識してとることが必要となるのです。

肉や魚、卵、乳製品などの動物性食品や砂糖、人工的な食べものは強い酸性なので、なるべく食べないことをおすすめします。そして、穀物を主役に、アルカリ性の野菜や海藻を取り合わせ、アルカリ性の自然海塩や味噌、しょう油などの日本の伝統調味料で調理して作るアルカリ性のつぶつぶ流雑穀料理を毎日の食事に取り入れると、血液が弱アルカリ性にととのい、体の中をいつもクリーンに保つことができます。

そして、元気な細胞がどんどん生まれて、お母さんの若さと健康を保ち、丈夫な赤ちゃんを育んでいきます。

・参考文献：『陰陽と酸・アルカリ』ヘルマン・相原著、正食出版、1992年
『未来食――環境汚染時代をおいしく生き抜く（改訂版）』大谷ゆみこ著、メタ・ブレーン、1997年

Maternity Recipes 1

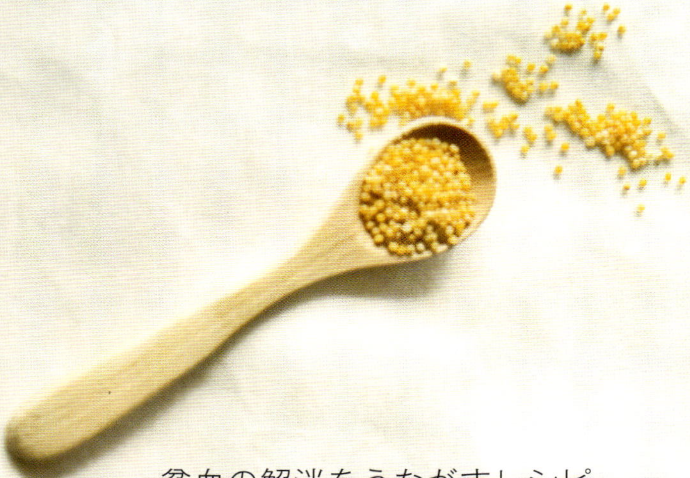

貧血の解消をうながすレシピ

アワ

増血の基本はごはん、つまり穀物をたくさん食べることです。野性の生命力を残した雑穀、なかでもアワは、鉄分を多く含み、高い造血作用が期待できるので、貧血改善にはアワ料理が大きな効果を発揮します。

お日さまパワーと大地のパワーが体をあたため元気な血をつくる

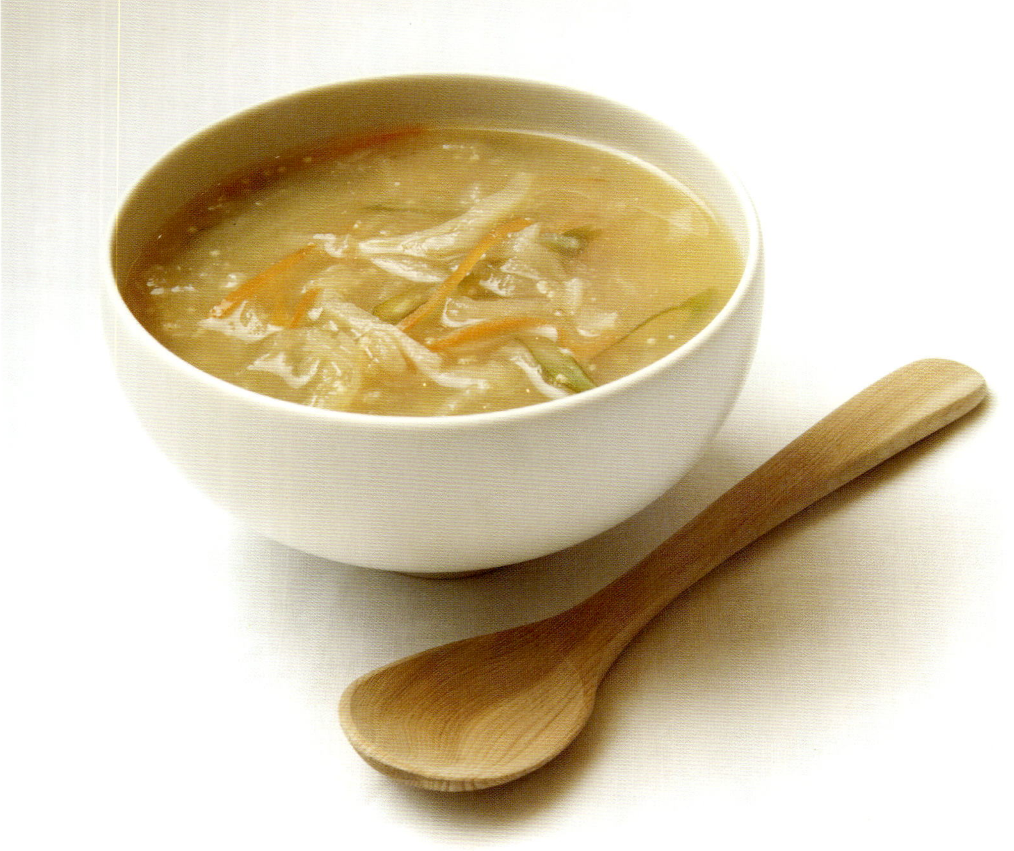

切り干し大根ともちアワのスープ

材料（3～4人分）
もちアワ……大さじ2
切り干し大根……10g
ニンジン……10g
インゲン……2本
昆布……5cm角
植物油……小さじ2
純米酒……小さじ2
水……4カップ
自然塩……小さじ1弱
しょう油……小さじ2

作り方
1. 切り干し大根はさっと洗って、ぎゅっとしぼり、ざく切りにする。
2. ニンジンは斜め薄切りにしてから千切りにする。インゲンは斜め切りにする。
3. 鍋に油を熱して、1の切り干し大根をさっと炒め、酒を入れて、分量の水と昆布を加え、煮立てる。
4. 3が沸騰したら、洗って水をきったもちアワと塩を入れ、フタをして中火で20分煮る。
5. 4に1のニンジンとインゲンを加えて、やわらかくなったらしょう油を入れ、香りをつける。

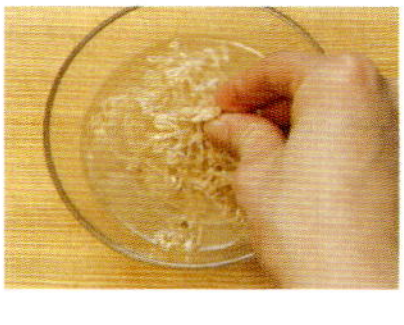

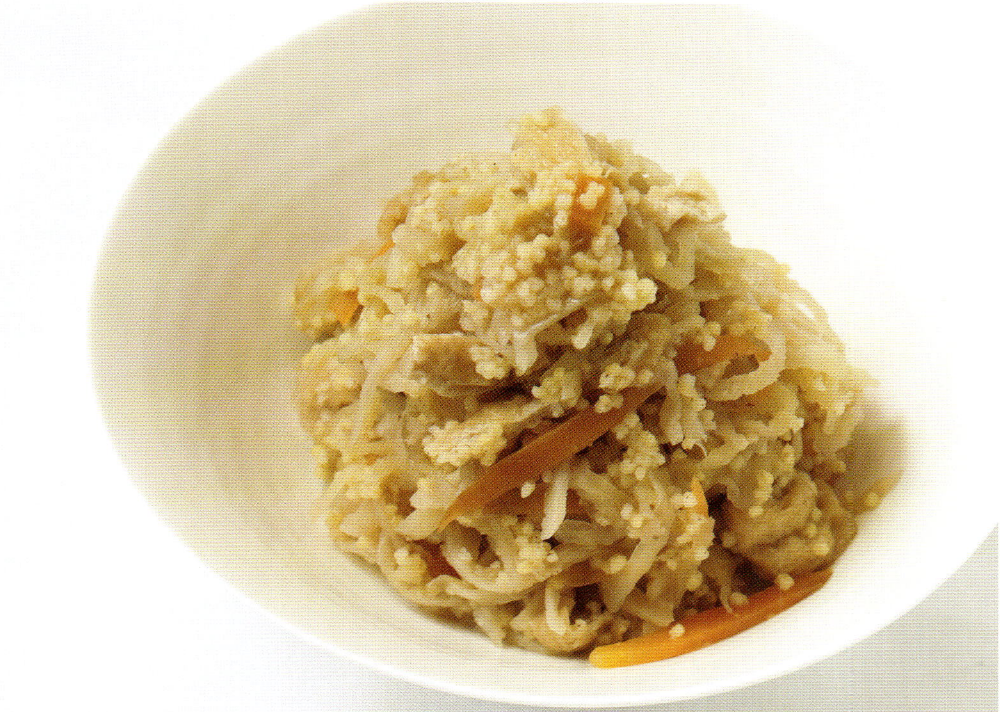

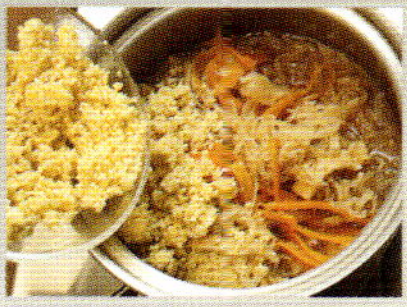

ホロリとした食感のアワをまとった
切り干し大根煮で元気モリモリ!

切り干し大根のアワそぼろ煮

材料(4～5人分)
炊いたうるちアワ＊……120ｇ
切り干し大根……50ｇ
ニンジン……50ｇ
油揚げ……1枚
昆布……5㎝角
水……2カップ
自然塩……小さじ1/2
しょう油……大さじ2

作り方
1. 切り干し大根は水に3分つけて戻し、ぎゅっとしぼって、ざく切りにする。ニンジンは皮つきのまま2㎜幅の輪切りにしてから、タテに太めの千切りにする。油揚げは8㎜幅に切る。
2. 鍋に昆布と1の切り干し大根を入れ、分量の水を加えて火にかけ、煮立ったらフタをして中火で5分煮る。
3. 2に1のニンジンと油揚げを入れて、ふたたび煮立ったら、塩としょう油を加えて15分煮る。
4. 煮汁がほんのり残っているところに炊いたうるちアワを加えて、全体がなじむように煮る。

＊うるちアワ・基本の炊き方

材料(炊きあがりの量＝約240ｇ)
うるちアワ……1/2カップ
水……1カップ
自然塩……小さじ1/8

1. うるちアワは洗って目の細かいザルにあげ、水をきる。
2. 鍋に分量の水を入れて火にかけ、沸騰したら塩と1のうるちアワを入れ、木べらでよく混ぜながら強火で煮る。
3. うるちアワが水を充分に吸って、木べらの跡がスジになって残るようになったら、フタをして弱火で15分炊く。
4. 炊きあがったら火からおろして10分蒸らし、木べらでさっくり混ぜ、風を入れる。

＊ クッキングマット(P14)などを鍋の下に敷いて火にかけると、均一な弱火になり、うまく炊けます。

とろ～りとろけるソースに包まれた透き通ったカブがおいしい

もちアワバジルソースのカブグラタン

材料（2人分）
もちアワチーズ＊……150ｇ
カブ……中3個（250ｇ）
バジルペースト＊＊……15ｇ
植物油……大さじ1
自然塩……小さじ1/4

作り方

1. カブは皮つきのまま1㎝幅の輪切りにする。
2. フライパンに油を熱して、1のカブの両面をきつね色になるまで表裏それぞれ5分くらい焼き、塩をふり入れる。
3. もちアワチーズにバジルペーストを混ぜる。
4. 2のカブを耐熱皿に並べ、3をかけて、230℃のオーブンで10分ほど焼く。

＊ バジルペーストは、市販のものでもOKです。できるだけオーガニックのものがおすすめです。

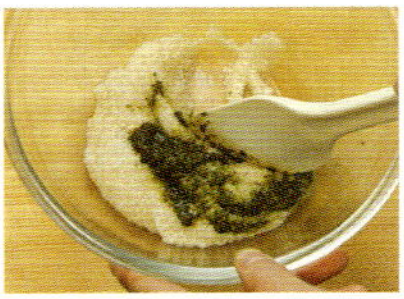

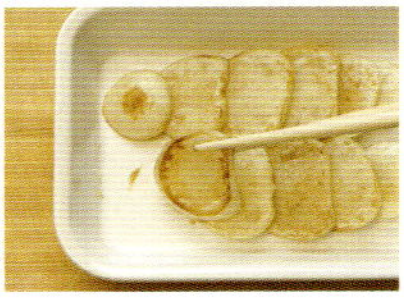

＊もちアワチーズ・基本の炊き方

材料（炊きあがりの量＝約560ｇ）
もちアワ……1カップ
水……3カップ
自然塩……小さじ1/２＋小さじ1

1. もちアワは洗って目の細かいザルにあげ、水をきる。
2. 鍋に分量の水を入れて火にかけ、沸騰したら塩小さじ1/2と1のもちアワを入れ、木べらでよく混ぜながら強火で煮る。
3. もちアワが水を充分に吸って、木べらの跡がスジになって残るようになったら、フタをして弱火で15分炊く。
4. 炊きあがったら火からおろして塩小さじ1を加えてさっと混ぜ、10分蒸らす。

＊ クッキングマット（P14）などを鍋の下に敷いて火にかけると、均一な弱火になり、うまく炊けます。

＊＊バジルペースト

材料（作りやすい分量）
バジルの生葉……100ｇ
ニンニク……2片
松の実……20ｇ
オリーブ油……1/2カップ
自然塩……小さじ1

1. バジルの生葉は洗い、水分を拭いてから粗く手でちぎる。バジルの茎は使わないので、取り除く。
2. 粗いみじん切りにしたニンニク、松の実、オリーブ油、1のバジルの葉、塩の順にフードプロセッサーに入れ、ペーストにする。

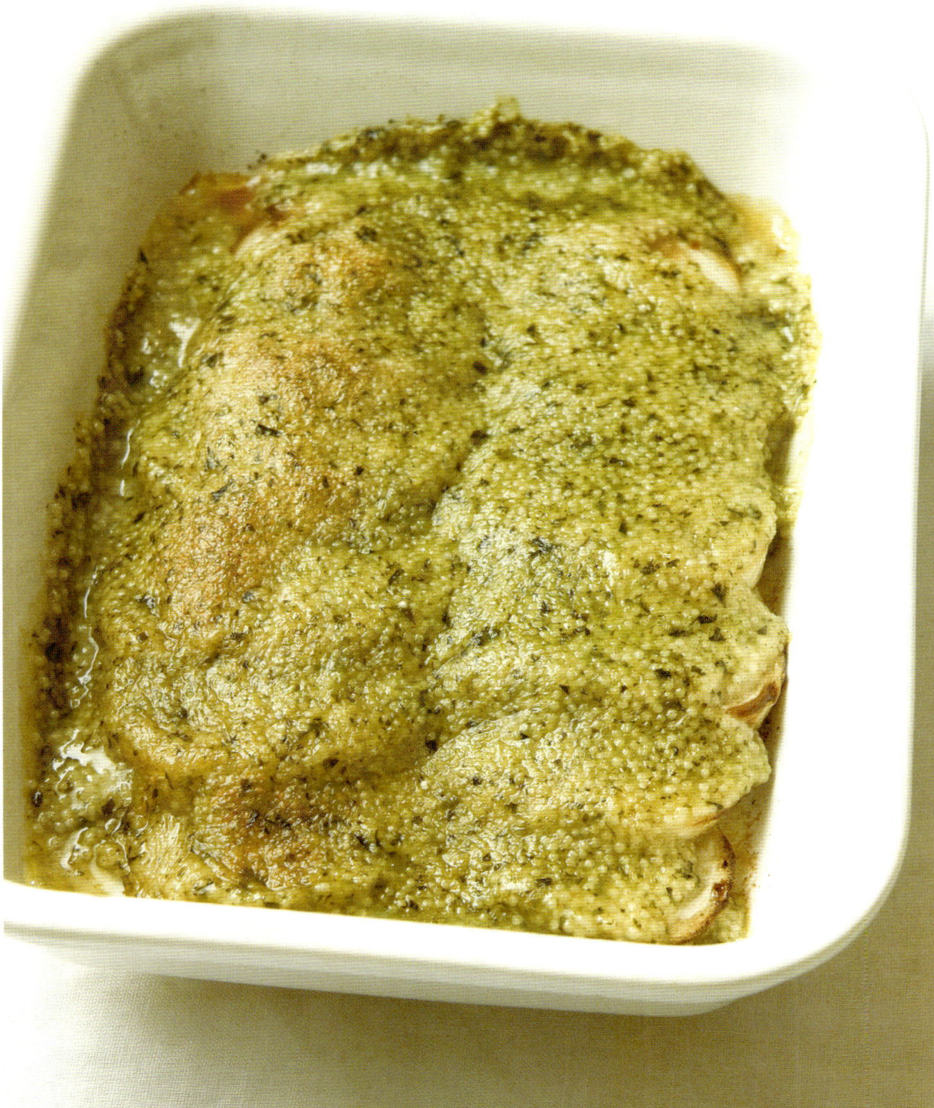

根菜と味噌のパワーともちアワの相乗効果がうれしい絶品おかず

もちアワボール入りの根菜と厚揚げの味噌マリネ

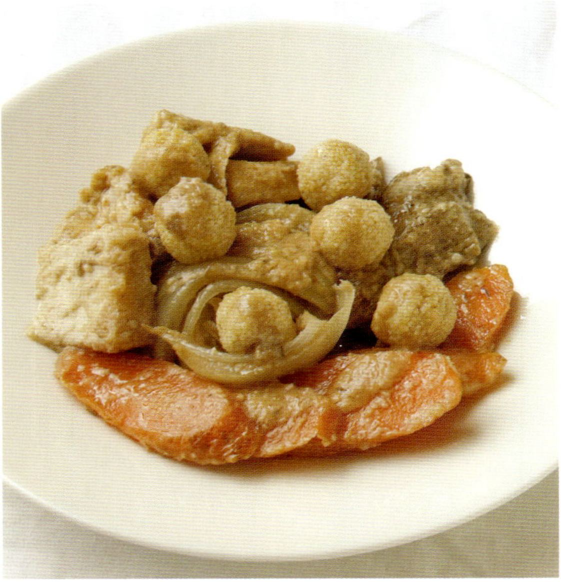

材料（5～6人分）

炊いたもちアワ＊……120g
タマネギ……100g
ゴボウ……100g
ニンジン……100g
厚揚げ……100g
揚げ油（植物油）……適量

［マリネ液］

麦味噌……50g
生姜（おろしたもの）……小さじ1/2
昆布……3㎝角
水……1/2カップ

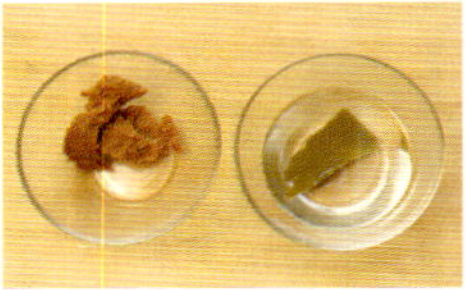

［厚揚げ用溶き粉］

小麦粉……20g
水……40ml

作り方

1. タマネギは8等分のくし切り、ゴボウは5㎜幅の斜め薄切り、ニンジンは7㎜幅の斜め薄切りにする。厚揚げはタテ半分に切って1.5㎝幅に切り、さらに三角形に切る。
2. 麦味噌を昆布をひたしておいた水1/2カップで溶き、生姜のおろしたものを混ぜ合わせ、マリネ液を作る。
3. 炊いたもちアワを12等分にして丸める。
4. 1のタマネギ、ゴボウ、ニンジンを、熱した油で素揚げする。厚揚げは溶き粉をつけて揚げる。
5. 4の揚げたての野菜と厚揚げを2のマリネ液に漬け込む。
6. 5を器に盛りつけ、3の丸めたもちアワをトッピングし、マリネ液をまわしかける。

＊ 残ったマリネ液には、野菜のうま味と油がたっぷり移っているので、合わせ調味料として、うどんのつけ汁や炒め物のタレなどにおいしく活用できます。

＊もちアワ・基本の炊き方

材料（炊きあがりの量＝約400g）

もちアワ……1カップ
水……1と1/2カップ
自然塩……小さじ1/4

1. もちアワは洗って目の細かいザルにあげ、水をきる。
2. 鍋に分量の水を入れて火にかけ、沸騰したら塩と1のもちアワを入れ、木べらでよく混ぜながら強火で煮る。
3. もちアワが水を充分に吸って、木べらの跡がスジになって残るようになったら、フタをして弱火で15分炊く。
4. 炊きあがったら火からおろして10分蒸らし、木べらでさっくり混ぜ、風を入れる。

＊ クッキングマット（P14）などを鍋の下に敷いて火にかけると、均一な弱火になり、うまく炊けます。

くさみがなくて食べやすい植物性つぶつぶチーズで楽しむ簡単ピザ

もちアワチーズのピザトースト

材料
もちアワチーズ(P28)……40g
天然酵母パン……2切れ(約10cm×6cmの大きさで1cmくらいの厚さのもの)
ミニトマト……3個
ヒジキマリネ(P13)……14g
青ジソ……1/2枚
イタリアンパセリ……適量
焼き塩……適量

作り方
1. ミニトマト1個は半分に切り、残りの2個は5mmの角切りにする。青ジソは千切りにする。
2. パンはオーブントースターなどで軽くトーストして、それぞれにヒジキマリネと1の角切りにしたミニトマト、青ジソを半量ずつのせる。さらに熱々のもちアワチーズ15gずつを上からのせる。
3. 1の半分に切ったミニトマトに焼き塩をふり、もちアワチーズを5gずつのせて、イタリアンパセリを飾る。

＊ もちアワチーズが冷めている場合は、パンにすべての具をのせてから焼いてもおいしく食べられます。

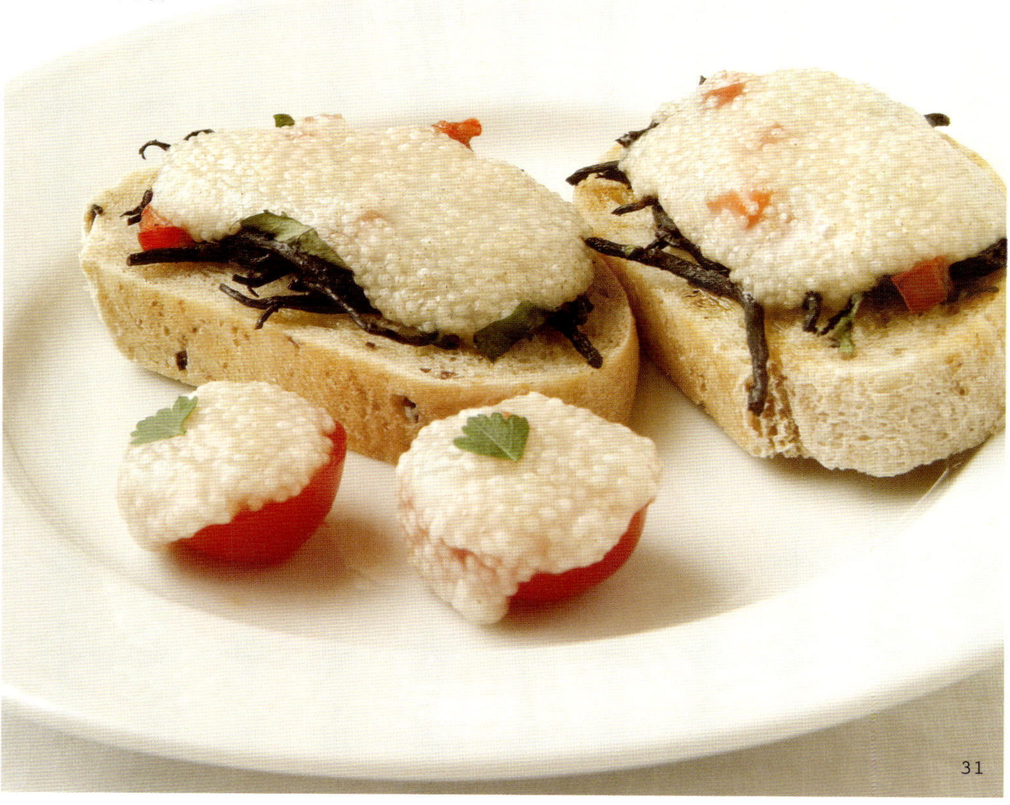

雑穀の中で一番甘いもちアワとドライフルーツで作る
新感覚の鉄分いっぱいスイーツ

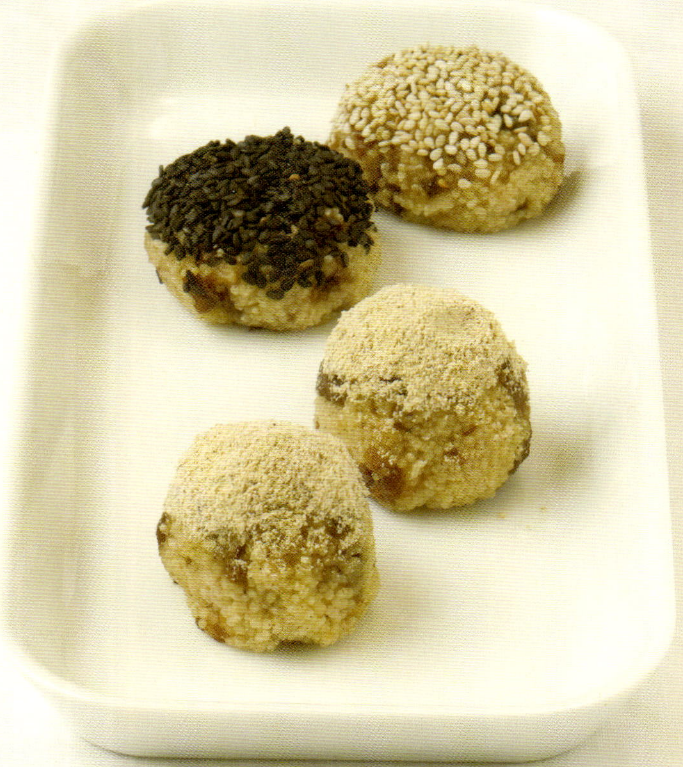

もちアワまんじゅう２種

材料（10個分）
炊いたもちアワ（P30）……200ｇ
クルミ……15ｇ
レーズン……40ｇ（または干し柿60ｇ）
自然塩……小さじ1/4
黒ごま･白ごま･きな粉……各適量

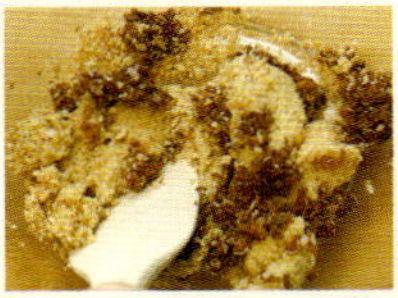

作り方

1. クルミは煎って、細かく刻む。レーズン（または干し柿）も細かく刻む。
2. 炊いたもちアワの粗熱がとれて、まだあたたかいうちに、1のクルミとレーズン（または干し柿）、塩を入れて、ほぐすように混ぜる。
3. 2の生地を10等分して、手水をつけながら丸める。
4. 3に黒ごま、白ごま、きな粉を好みでつける。

＊ ナッツとドライフルーツの組み合わせで、もちアワそのもののおいしさが広がり、なにもつけなくても、そのままで充分おいしく楽しめます。

Maternity Recipes 2

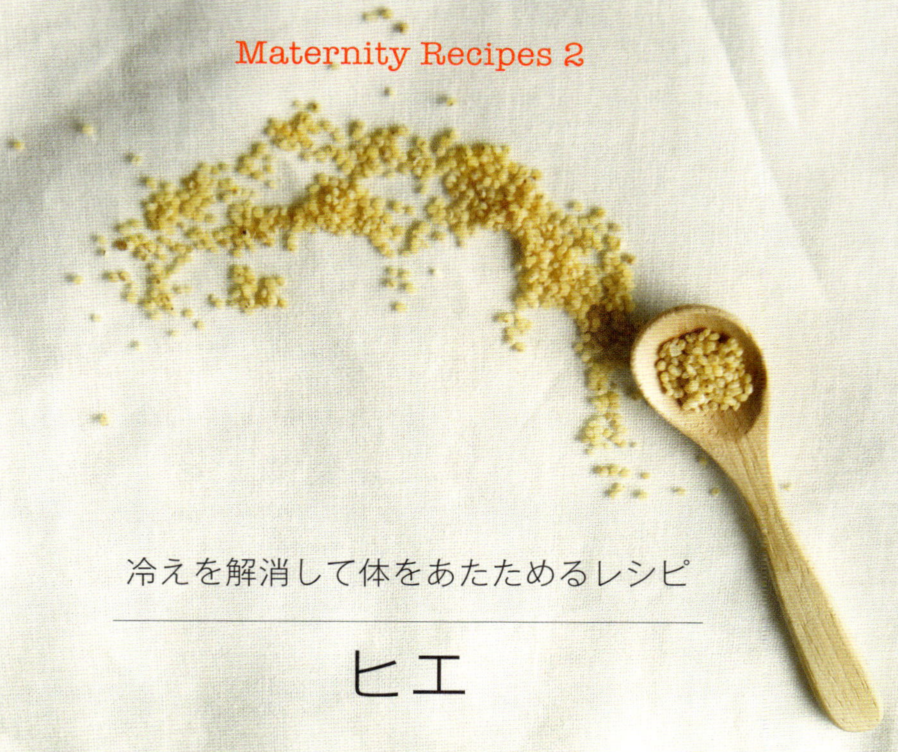

冷えを解消して体をあたためるレシピ

ヒエ

体をあたためる働きがとくに強いヒエ料理を毎日のメニューに取り入れると、手の先、足の先までポカポカになります。また、ヒエ粉やヒエ粒を活用すると、クリーミーでミルキーなコクのあるおかずやスイーツが、乳製品や卵を使わずに簡単に作れてしまいます。

ささっと作れてコクも栄養もたっぷりの
おいしいクリームスープ

ヒエ粉のクリームスープ

材料（3～4人分）
ヒエ粉……50g
タマネギ……100g
干しシメジ……3g
昆布……5cm角
植物油……大さじ1
水……4カップ
自然塩……小さじ1と1/3

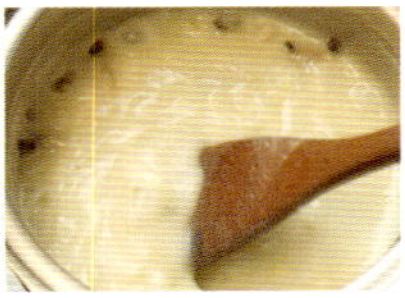

作り方

1. タマネギはヨコ半分に切って、5mm幅のまわし切りにする。ボウルに分量の水と干しシメジを入れ、干しシメジがやわらかくなったら、房がまとまったものは裂いてボウルに戻す。
2. 鍋に油を熱し、1のタマネギを入れてさっと炒める。中火にしてヒエ粉を加え、焦げないように粉がハラハラとなるまで約2分炒めて、火からおろす。
3. 2に1の干しシメジの戻し汁と戻した干しシメジを一気に入れてヒエ粉をよく溶かし、昆布を入れる。ふたたび火にかけ、強火で混ぜながらとろみがつくまで煮る。とろみがついたら味を見て、ヒエ粉のざらつきがなくなっていたら塩を入れ、中火にして、さらにツヤが出るまでときどき混ぜながら煮る。

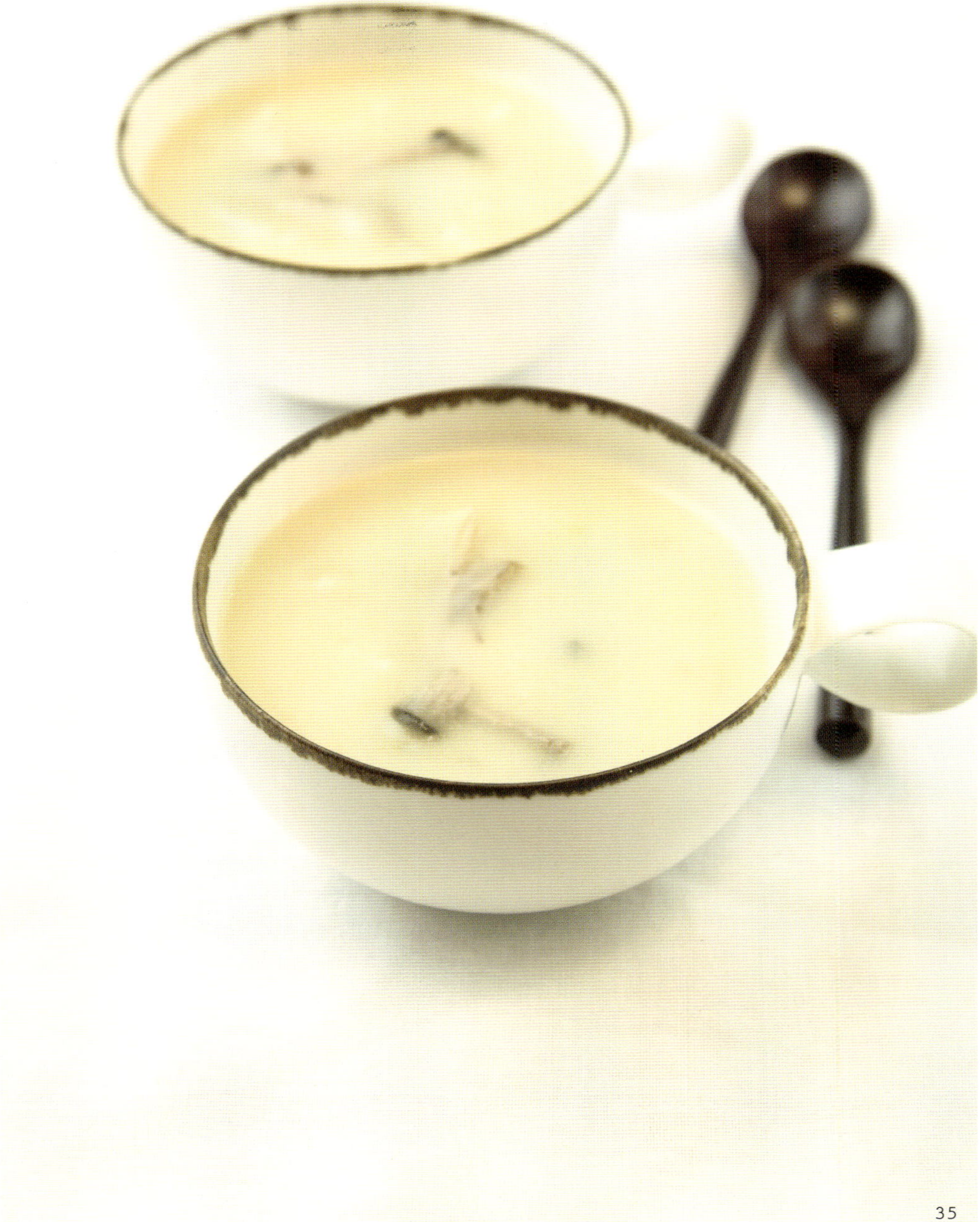

ホロホロと野菜を包むヒエ粉のコクが不思議においしい野菜炒め

野菜のヒエ粉炒め

材料（3～4人分）
ヒエ粉……30ｇ
レンコン……100ｇ
長ネギ（白い部分）……1本分（70ｇ）
シメジ……100ｇ
生姜……5ｇ
植物油……大さじ2
水……1/2カップ＋1/4カップ
自然塩……少々
しょう油……大さじ2

作り方

1. レンコンは皮つきのまま1.5㎝幅の薄い短冊切りにし、長ネギは斜め薄切りにする。シメジはほぐし、生姜は皮つきのまま千切りにする。
2. 鍋に油を熱して、1の生姜をさっと炒め、レンコンを入れて油をなじませるように混ぜる。さらに水1/2カップを加えて、フタをして中火で蒸し煮にする。
3. 2の水がなくなり、レンコンに火が通ったら、1の長ネギ、シメジの順に加えて炒め、塩としょう油をまわしかけて、水1/4カップを入れる。
4. 3にヒエ粉を少しずつふり入れながら炒める。ヒエ粉が水分を吸収して、火が通るまでよく炒める。

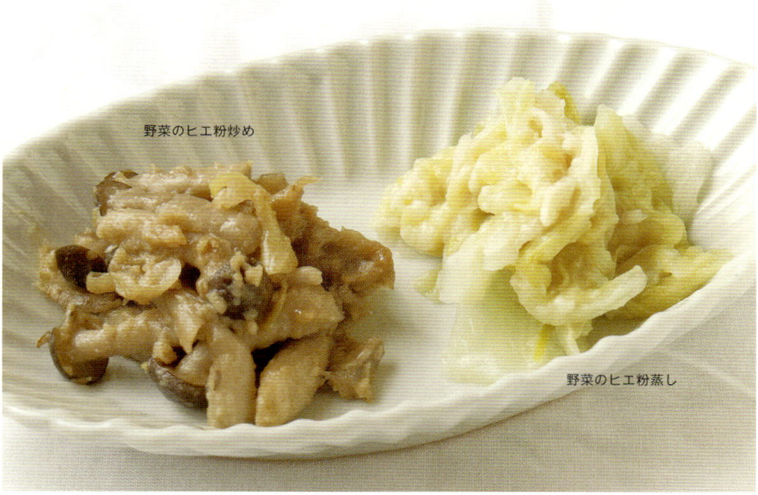

ヒエ粉をまぶして蒸すだけなのにクリーミーでジューシーなおいしさ

野菜のヒエ粉蒸し

材料（3～4人分）
ヒエ粉……15ｇ
白菜……220ｇ
長ネギ（白い部分）……30ｇ
自然塩……小さじ1/2

［生姜じょう油］
生姜（おろしたもの）……少々
しょう油……適量

作り方

1. 白菜は一口大に切り、軸の厚い部分はそぎ切りにする。長ネギは斜め薄切りにする。
2. 1の野菜に塩をまぶし、さらにヒエ粉をまぶして、蒸気の上がった蒸し器で15～20分蒸す。
3. 2を器に盛り、生姜じょう油をつけていただく。

＊ 野菜は、白菜のほかにジャガイモや大根でもおいしいです。つけだれはニンニクじょう油などもおすすめです。

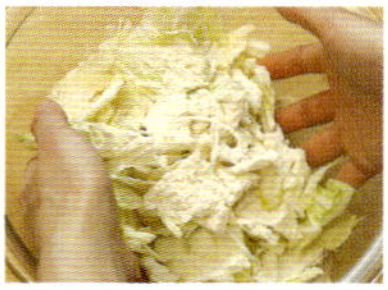

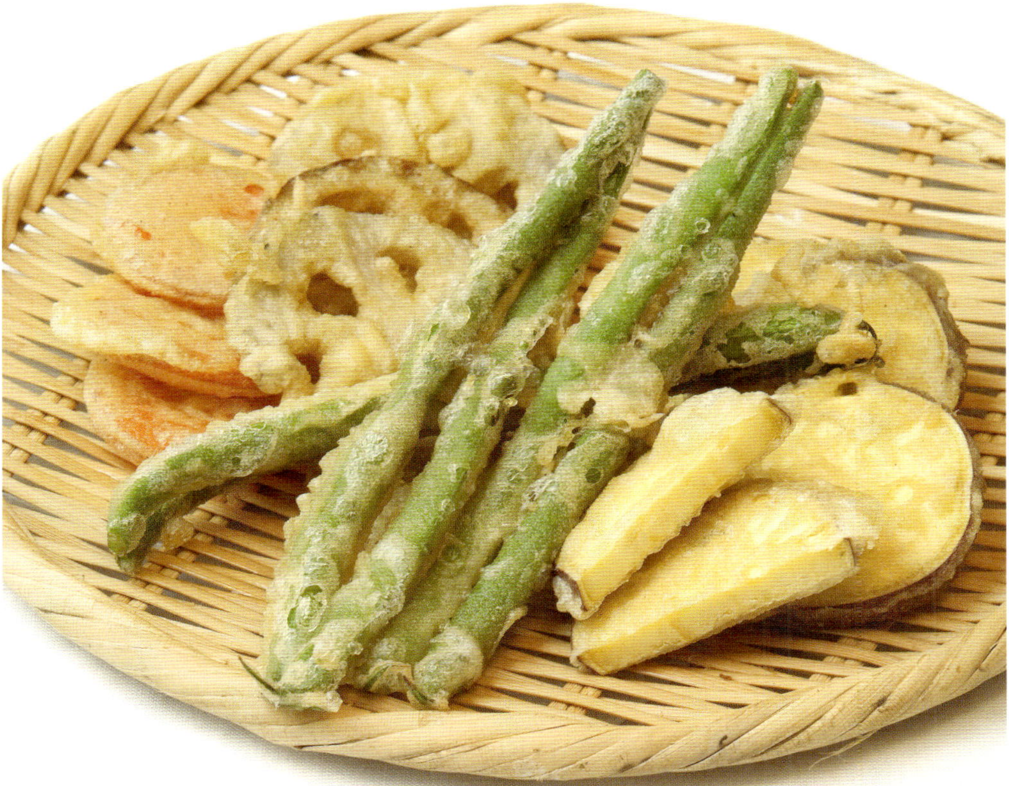

小麦粉にヒエ粉を加えると栄養価が一気にパワーアップ！

ヒエ粉入り野菜天ぷら

材料（2人分）
［ヒエ粉入り溶き粉］
ヒエ粉……20g
小麦粉……80g
自然塩……小さじ2/3
水……3/4カップ

サツマイモ……適量
レンコン……適量
ニンジン……適量
インゲン……適量
揚げ油（植物油）……適量

作り方

1. ヒエ粉、小麦粉、塩を合わせてふるい、分量の水を加えて溶き粉を作る。
2. サツマイモは6㎜幅の輪切りに、レンコンは3㎜幅の輪切りに、ニンジンは皮つきのまま2㎜幅の輪切りにする。インゲンはスジをとる。
3. 揚げ油を熱して、2の野菜を1の溶き粉にくぐらせながら180℃の油でカラリと揚げる。

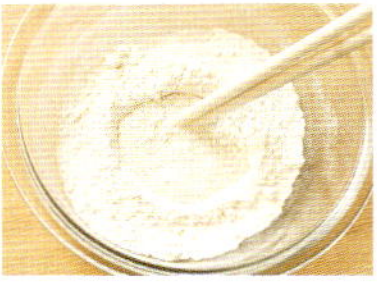

＊ ヒエ粉が入ると、衣がサクっと揚がり、また、衣にうま味が増して、とてもおいしくなります。
＊ 野菜の分量は、レシピの溶き粉の分量に対して、合わせて200gくらいが目安です。

ヒエと豆乳のふんわり生地をたっぷりのせて
体を冷やす夏野菜とのバランスをととのえる

ラタトゥイユのヒエマッシュグラタン

材料(5～6人分)

[ヒエマッシュ]
ヒエ……1/2カップ
水……2カップ
豆乳……1と1/4カップ
自然塩……小さじ1/8＋小さじ1/2

[ラタトゥイユ]
キュウリ……100g
ニンニク……1/2片
ナス……100g
トマト……200g
タマネギ……100g
昆布……5㎝角
月桂樹の葉……1枚
オリーブ油(または菜種油)……大さじ1と1/2
純米酒(または白ワイン)……大さじ1
自然塩……小さじ1
麦味噌……小さじ1

作り方

1. ヒエは洗って目の細かいザルにあげ、水をきる。
2. ラタトゥイユの材料を切る。キュウリは大きめの乱切りに、ニンニクはみじん切りに、ナスとトマトはキュウリと同じくらいの乱切りに、タマネギは一口大に切る。
3. 鍋にオリーブ油と2のニンニクを入れて、中火にかけ、香りがしてきたら、タマネギ、ナス、トマト、キュウリの順に加えてさっと炒める。さらに酒と塩をふり入れて、昆布と月桂樹の葉を加え、麦味噌を上にのせて、フタをして沸騰するまで強火で煮る。沸騰したら中火にして20分煮込み、大きく混ぜて1～2分煮込む。
4. 別の鍋に水2カップを入れて火にかけ、沸騰したら塩小さじ1/8と1のヒエを入れ、木べらでよく混ぜながら強火で煮る。
5. 4の表面に木べらの跡がスジとなって残るようになったら、フタをして弱火で15分炊く。
6. 炊きあがったら火からおろして10分蒸らし、木べらでさっくり混ぜ、風を入れる。このときクッキングマット（P14）などを鍋の下に敷いて火にかけると、均一な弱火になり、うまく炊ける。
7. 炊きあがったヒエが熱いうちに、豆乳と塩小さじ1/2を加え、よく混ぜてヒエマッシュを作る。
8. 耐熱皿に3のラタトゥイユを入れ、7のヒエマッシュをたっぷりのせて、オーブンに入れ、高温（230℃）のオーブンで15分ほど焼く。

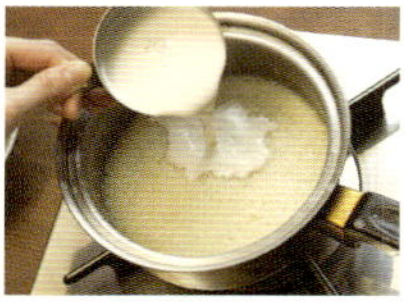

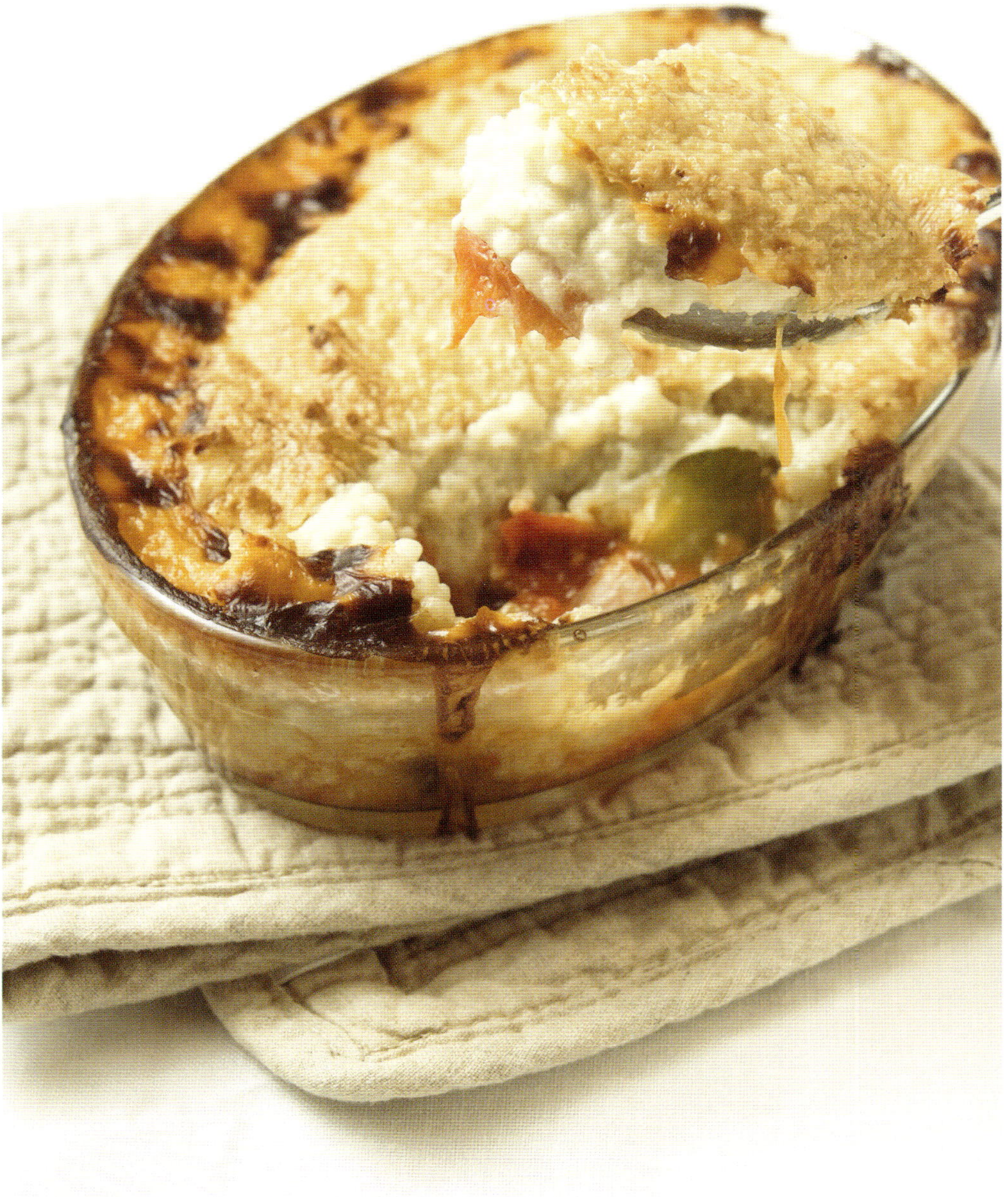

2種類のホロホロ感のコンビネーションが絶妙の
ホカホカメニュー

ヒエとジャガイモの炊き合わせ

材料(5〜6人分)
ヒエ……1/2カップ
ジャガイモ……250g
水……2カップ
自然塩……小さじ1
イタリアンパセリ……少々

作り方

1. ヒエは洗って目の細かいザルにあげ、水をきる。ジャガイモは皮つきのまま2㎝角に切る。
2. 鍋に分量の水と1のジャガイモを入れ、火にかけて、沸騰したら1のヒエと塩を入れ、水分がなくなるまで混ぜながら煮る。ヒエが水を吸って鍋底が見えてきたら、フタをして弱火で15〜20分炊く。
3. 炊きあがったら火からおろして10分蒸らし、木べらでさっくり混ぜ、風を入れる。
4. 3を器に盛り、イタリアンパセリのみじん切りを散らす。

＊ カレー粉を入れたり、また、サラダにしたり、あまったら丸めてコロッケにするのもおすすめです。

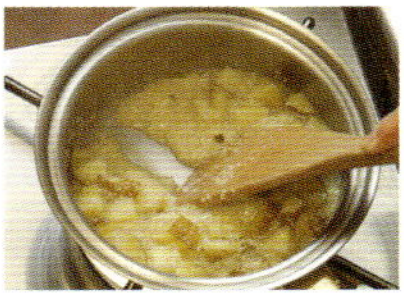

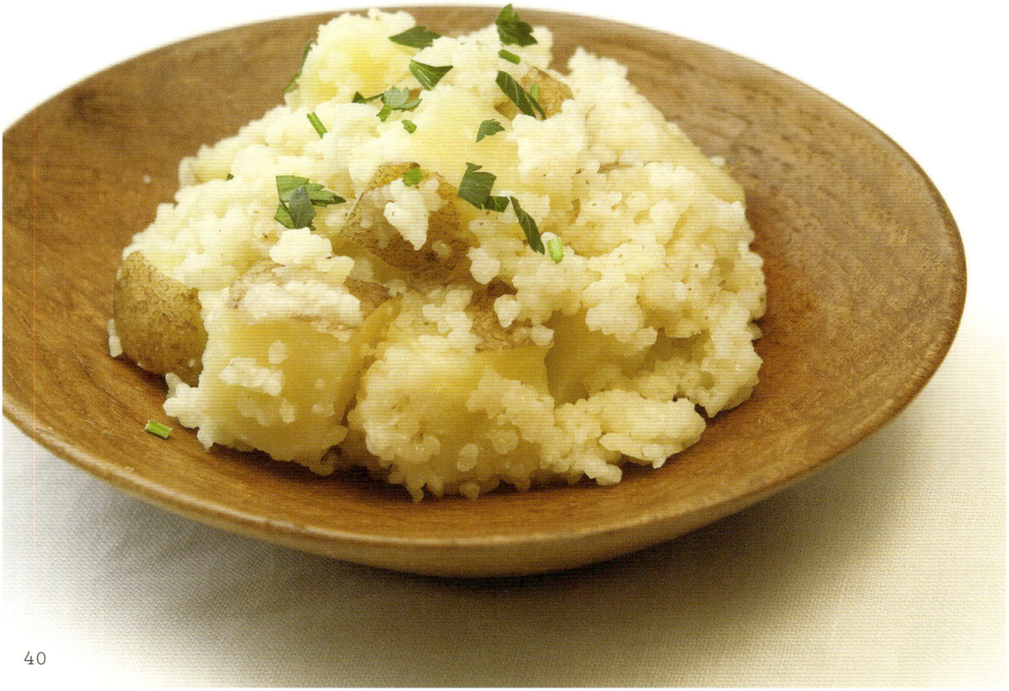

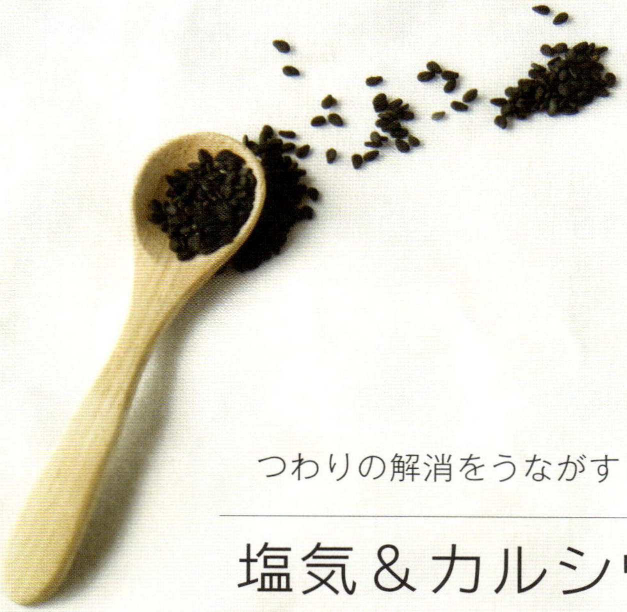

Maternity Recipes 3

つわりの解消をうながすレシピ

塩気＆カルシウム

つわりは体が酸性な不純物を出そうとして起こることがほとんどです。肉や砂糖、添加物たっぷりの加工食品など酸性な食べものがつわりを重くする要因となるため、穀物と野菜の食事に切り替えて、良質の塩気とカルシウムを補うことで、解消はうながされます。また、大根の葉や青菜類、ごまには、驚異的なカルシウムが含まれているので、妊娠中はとくにおすすめの食材です。

もちキビの黄色が映えるごはんにきんぴら
素朴だけどおいしい! 体満足混ぜごはん

きんぴら雑穀ごはん

材料(1人分)
もちキビごはん(P14のもちアワごはん参考)……200g
ゴボウの食養きんぴら(P20)……30g
白ごま……少々

作り方
1. 白ごまは煎り、包丁で切って、切りごまにする。
2. もちキビごはんにゴボウの食養きんぴらを混ぜ、1の切りごまをふる。

漬け物サラダ

材料(1人分)
レタス……15g
キュウリの諸味漬け……15g+漬け汁小さじ1/4

作り方
1. レタスは7㎜幅のリボン状に切り、キュウリの諸味漬けは3㎜幅の輪切りにする。
2. 1とキュウリの諸味漬けの漬け汁を混ぜ合わせる。
* 漬け物はキュウリの諸味漬けだけではなく、好みのものを小さく切って混ぜ合わせ、いろいろな味わいを楽しみましょう。

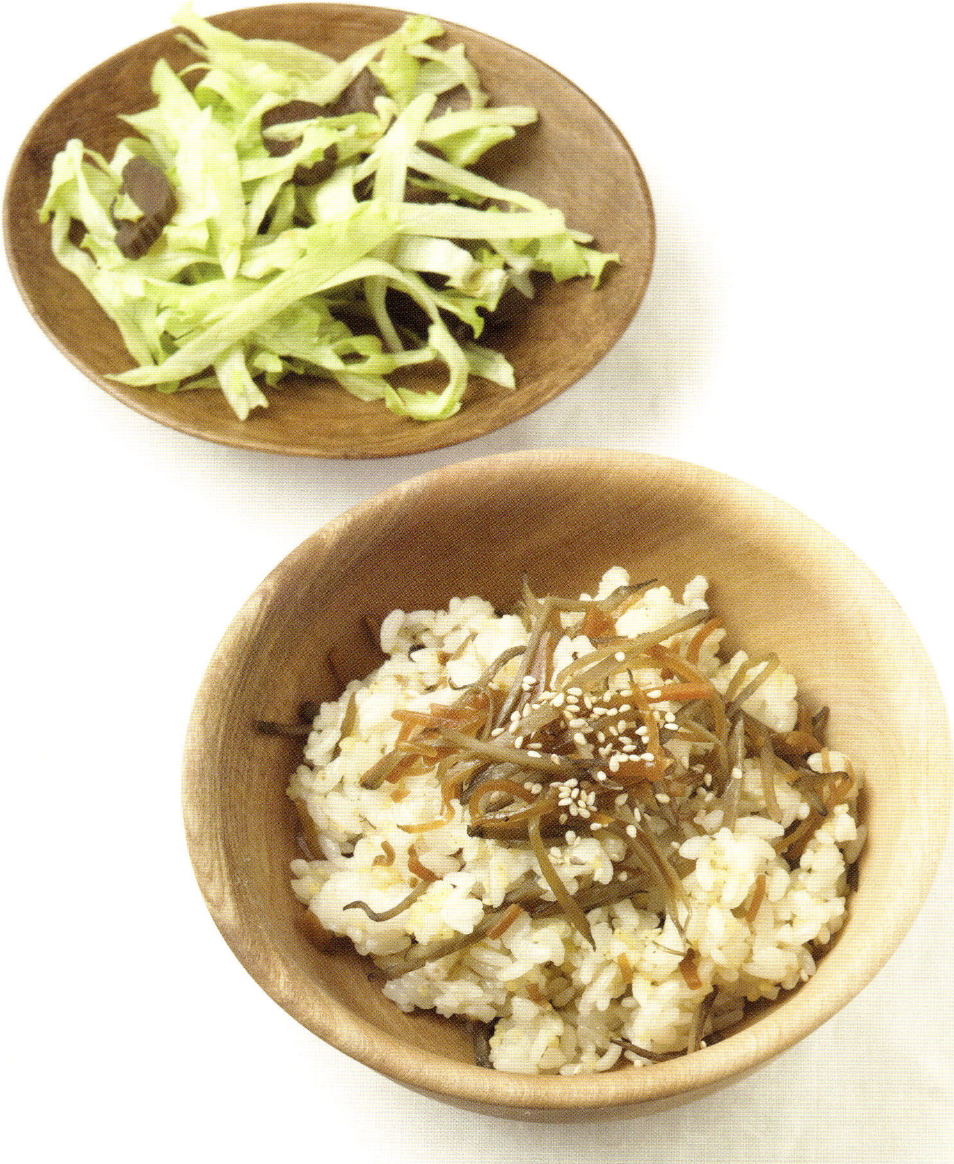

簡単にできて食が進み
つわりのときでも食べやすい魔法のおやき

大根葉のおやきと千切りキャベツのおやき

材料

［大根葉のおやき：約直径7㎝のもの×9枚］

アワ粉……20g

小麦粉……80g

大根葉……100g

自然塩……小さじ1/2

水……3/4カップ強

焼き油（植物油）……適量

クルミ味噌のたれ

- クルミ味噌（P20）……20g
- 水……小さじ2

［千切りキャベツのおやき：約直径7㎝のもの×9枚］

ヒエ粉……20g

小麦粉……80g

キャベツ……100g

自然塩……小さじ1/2

水……3/4カップ強

焼き油（植物油）……適量

ネギ味噌（P20）……90g

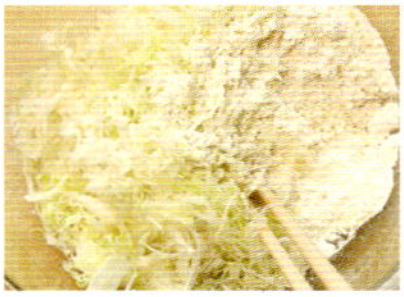

作り方

1. 大根葉は5㎜幅の小口切りにする。キャベツは千切りにする。
2. アワ粉、小麦粉、塩、および、ヒエ粉、小麦粉、塩をそれぞれ合わせて、アワ粉の方は1の大根葉に、ヒエ粉の方は1のキャベツにふり入れて混ぜ合わせ、それぞれ水3/4カップ強ずつ加えて混ぜる。
3. フライパンに多めの油を熱して、2の生地を大さじ山盛り1杯分ずつ流し入れ、7㎝大の円形に広げ、フタをして中火で焼く。
4. 3の表面が乾いてきたら裏返し、両面をこんがり焼く。同様にして、それぞれ9枚ずつ焼く。
5. 大根葉のおやきにはクルミ味噌を水小さじ2で溶いたクルミ味噌のたれを、千切りキャベツのおやきにはネギ味噌をのせていただく。

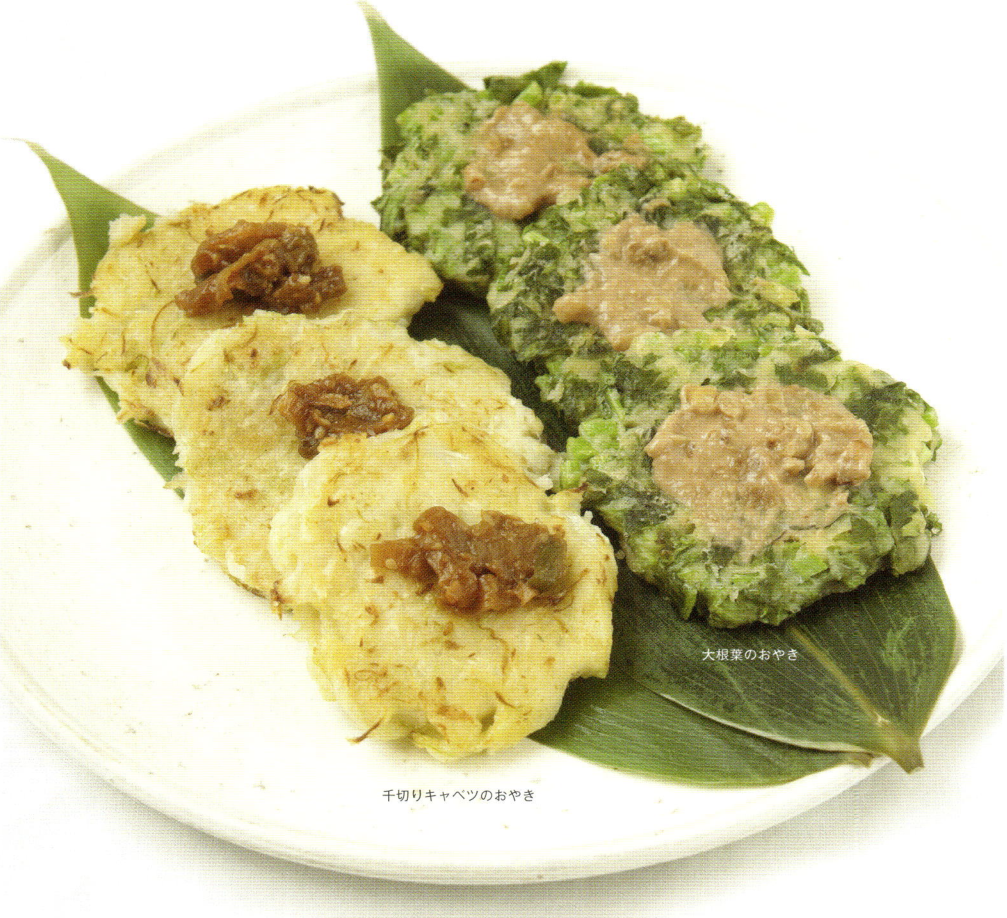
大根菜のおやき
千切りキャベツのおやき

豆腐とヒエのすいとんがふんわりやさしい喉ごしで
根菜もスルッと食べられる

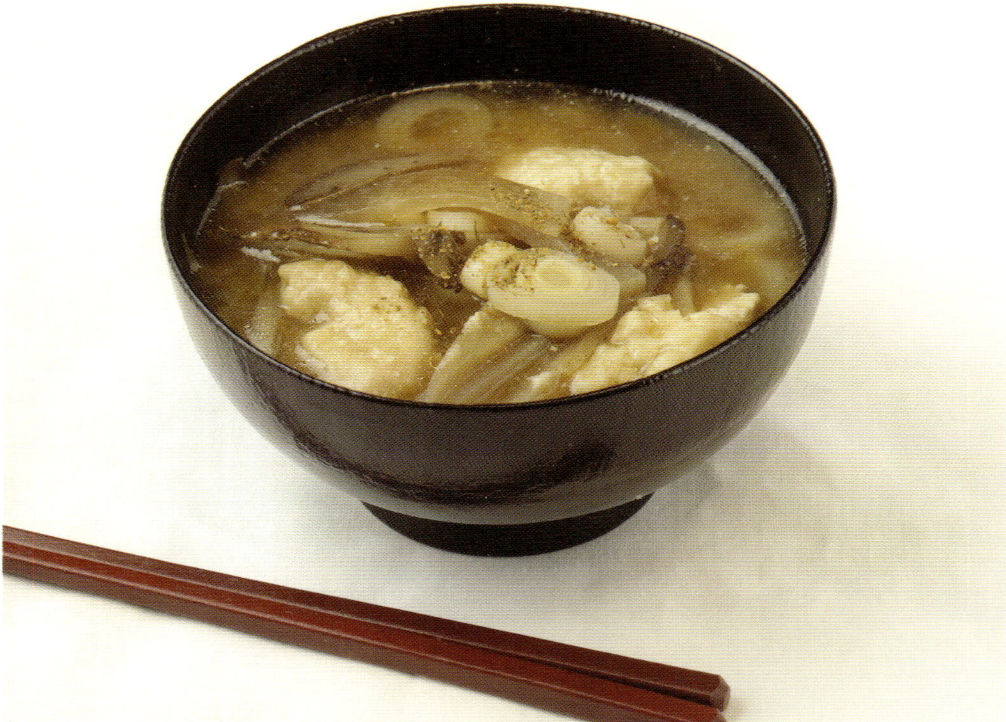

ヒエすいとんのけんちん汁風

材料（4人分）
［ヒエすいとん］
ヒエ粉……50g
豆腐……150g（1/2丁）
自然塩……小さじ1/4

ゴボウ……150g
大根……100g
長ネギ……30g
コンニャク……100g
昆布……5㎝角
植物油……大さじ1
水……4と1/2カップ
純米酒……大さじ2
しょう油……大さじ3
自然塩……小さじ1/3
七味唐辛子……少々

作り方
1. ゴボウは皮つきのまま大きめのささがきにする。大根は皮つきのまま3㎜幅の輪切りにしてから、8等分のいちょう切りにする。長ネギは3㎜幅の小口切りにする。コンニャクは3㎜の厚さに切り、さらに1.5㎝幅の拍子切りにする。
2. ヒエ粉と塩小さじ1/4を合わせ、軽く水きりした豆腐を混ぜ、ヒエすいとんの生地を作る。
3. 鍋に油を熱して、1のゴボウを炒める。アクがとんでツンとした匂いが甘い香りに変わったら、さらにコンニャク、大根を順に加えて炒める。
4. 3に分量の水、昆布を入れて煮立て、フタをして中火で野菜がやわらかくなるまで煮て、酒としょう油と塩小さじ1/3を加える。
5. 4に2のヒエすいとんの生地を一口大ずつ入れ、フタをして2分煮る。さらに1の長ネギを加えて1分煮る。
6. 5を器に盛り、好みで七味唐辛子をふっていただく。

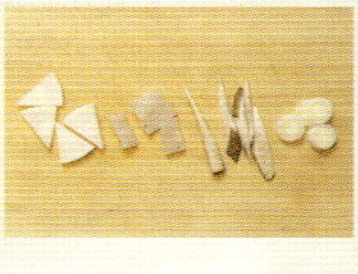

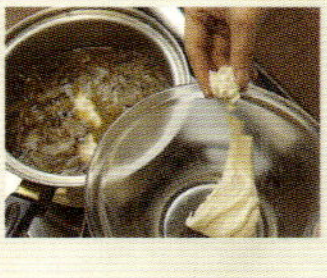

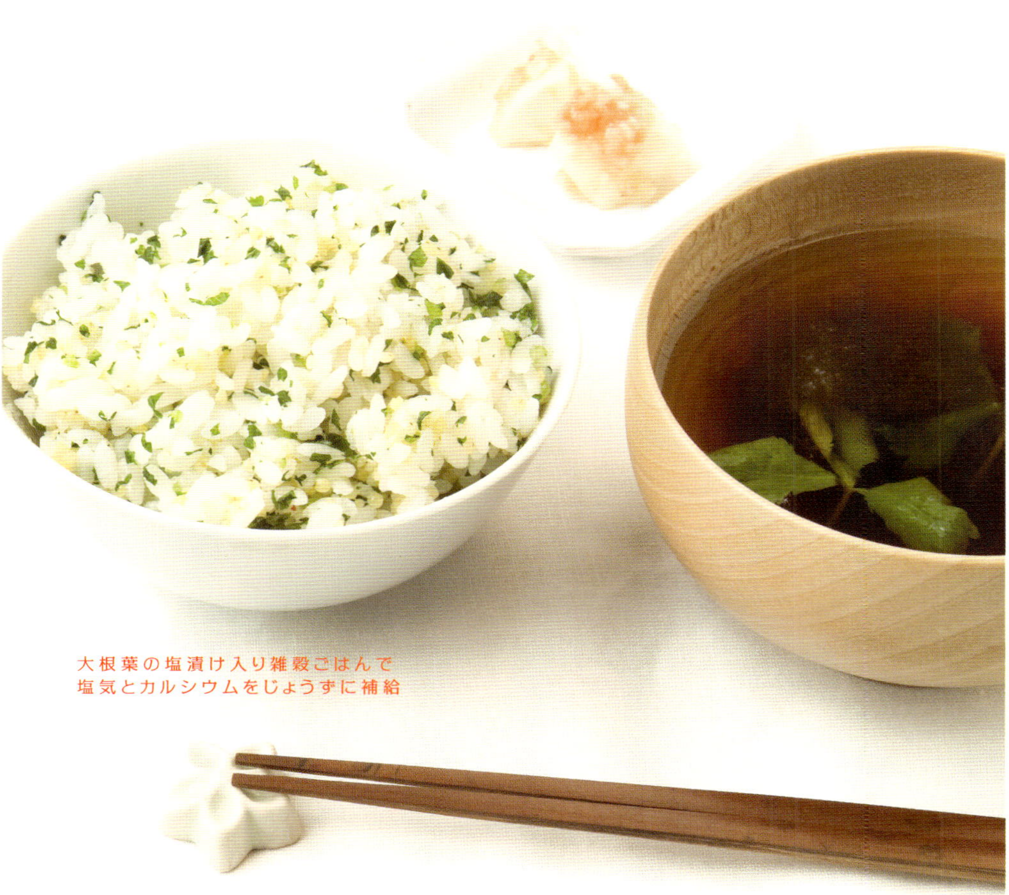

大根葉の塩漬け入り雑穀ごはんで
塩気とカルシウムをじょうずに補給

大根葉の菜飯

材料（2人分）
もちキビごはん（P14のもちアワごはん参考）……300g
大根葉の塩漬け＊……15g

作り方
1. 大根葉の塩漬けを細かく刻む。
2. もちキビごはんに1を混ぜる。

＊大根葉の塩漬け

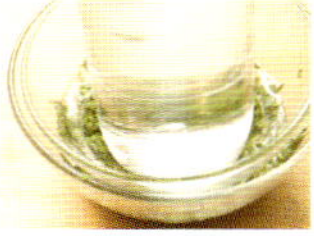

材料（作りやすい分量）
大根葉……大根1本分
自然塩……大根葉の重量の20％分

作り方
大根葉は5㎜幅の小口切りにして、分量の塩を混ぜ、水を入れたビンなどで重しをする。
＊保存用のビンなどに詰めて、塩を大根葉の表面を覆うようにのせて、冷蔵庫で保存すると日持ちします。

とろろ昆布汁

材料（1人分）
とろろ昆布……ひとつまみ
三つ葉……適量
しょう油……大さじ1
熱湯……180ml

作り方
お椀にとろろ昆布、刻んだ三つ葉、しょう油を入れて、分量の熱湯をそそぐ。

カブの梅ネギ和え

材料（作りやすい分量）
カブ……100g
梅味噌切り和え（P20）……30g

作り方
カブを6等分のくし切りにして、梅味噌切り和えと和える。

妊娠中でも安心!
さっと作れてカルシウムを補給してくれる保存のきく一口お菓子

ごまクルミおこし

材料(6個分)
黒ごま(白ごま)……40g
クルミ……10g
自然塩……小さじ1/5
米飴……50g

作り方

1. 黒ごま(白ごま)は香ばしく煎る。クルミは煎って、粗く刻む。
2. 1の黒ごま(白ごま)とクルミと塩を混ぜる。
3. 小鍋をキッチンスケールの上に置いて、米飴50g分を直接入れて計量する。
4. 3の米飴を火にかけて、ブクブクと全体が泡立ったら、2を入れて手早く混ぜ、クッキングシートの上に取り出す。
5. 手のひらにうっすらと水をつけ、4を10㎝角の正方形にのばし、冷めたら6等分に切る。

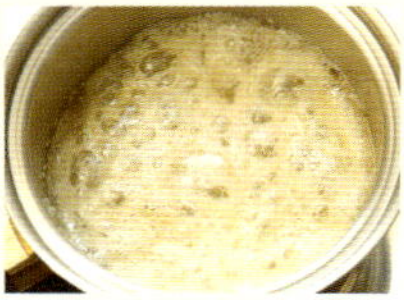

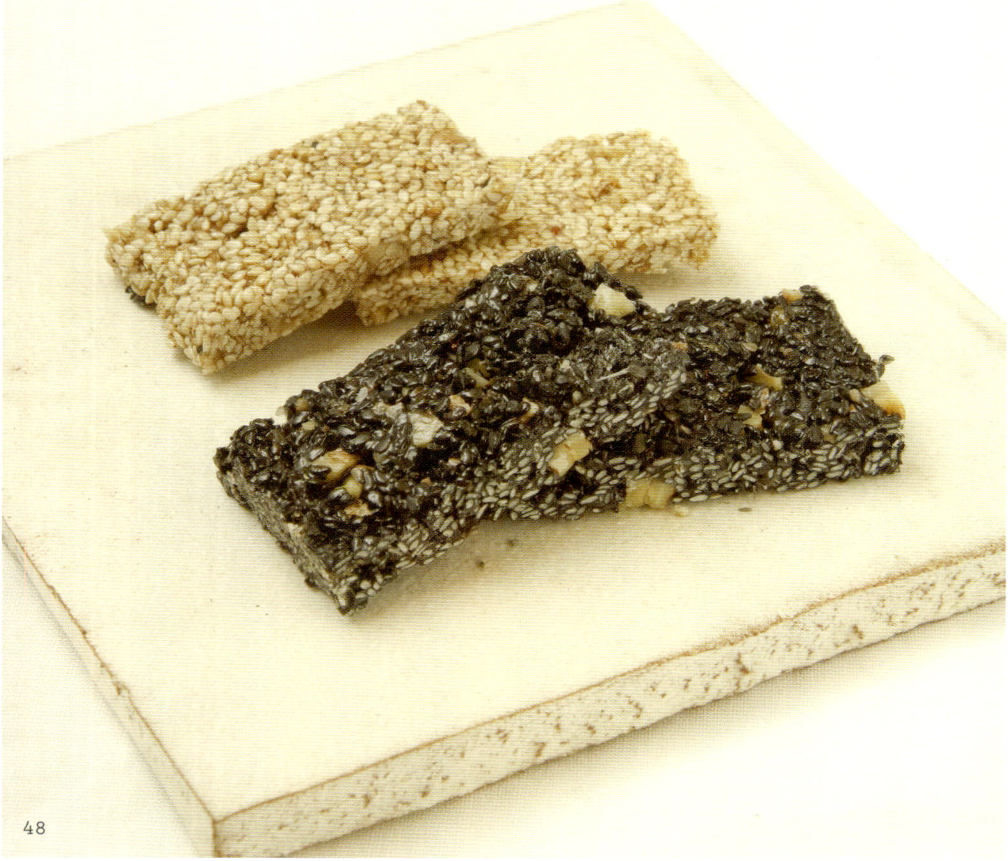

Maternity Recipes 4

つわりのときでもおいしく食べられるレシピ

つわりの症状がとくに重くなるのは、妊娠前から砂糖や果物などの体を冷やすものをたくさん食べてきた場合が多いといわれています。さらに、体を冷やす食べものと動物性食品を一緒に食べてばかりいると、症状はかなり重くなってしまいます。つわりは、体の中から不純物を出したいという反応で起こることがほとんどです。この時期は、無理に食べようとはせずに、食べないでいることを楽しむくらいの気持ちでいると、ぐっと症状は軽くなるでしょう。体の回復を応援し、抵抗なく、おいしく食べられるおすすめレシピを紹介します。

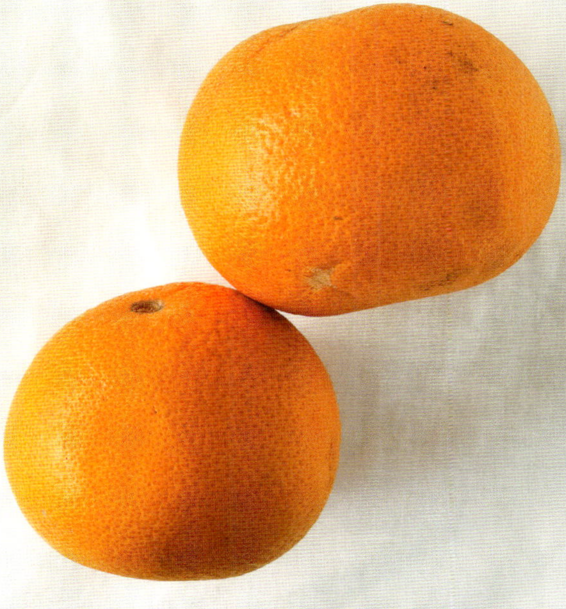

穀物をさっぱりしっかり食べるにはドレッシングにするのがおすすめ
雑穀パワーが果物や夏野菜の体を冷やす働きをおさえてくれる

柑橘入りもちキビレモンドレッシングサラダ

材料（3〜4人分）

［もちキビレモンドレッシング］
炊いたもちキビ＊……30ｇ
菜種油……大さじ2
レモンの搾り汁……大さじ1
自然塩……小さじ1/2

トマト……80ｇ
キュウリ……80ｇ
レタス……2枚（50〜60ｇ）
甘夏（またはハッサクなどの柑橘類）……60ｇ（正味）

作り方

1. トマトは1㎝角に切る。キュウリは2㎜幅の輪切りに、レタスは一口大に切る。甘夏は皮をむいて、食べやすい大きさにする。
2. 菜種油、レモンの搾り汁、塩をよく混ぜ合わせ、炊いたもちキビがあたたかいうちに、ほぐすように混ぜ合わせて、もちキビレモンドレッシングを作る。
3. 器に1のレタスを敷き、トマト、キュウリ、甘夏を盛り、2のもちキビレモンドレッシングをかける。

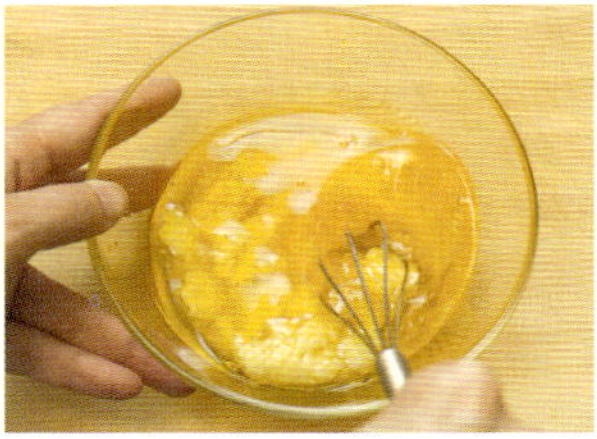

＊もちキビ・基本の炊き方

材料（炊きあがりの量＝約180ｇ）
もちキビ……1/2カップ
水……1カップ
自然塩……小さじ1/8

1. もちキビは洗って目の細かいザルにあげ、水をきる。
2. 鍋に分量の水を入れて火にかけ、沸騰したら塩と1のもちキビを入れ、木べらでよく混ぜながら強火で煮る。
3. もちキビが水を充分に吸って、木べらの跡がスジになって残るようになったら、フタをして弱火で15分炊く。
4. 炊きあがったら火からおろして10分蒸らし、木べらでさっくり混ぜ、風を入れる。

＊ クッキングマット（P14）などを鍋の下に敷いて火にかけると、均一な弱火になり、うまく炊けます。

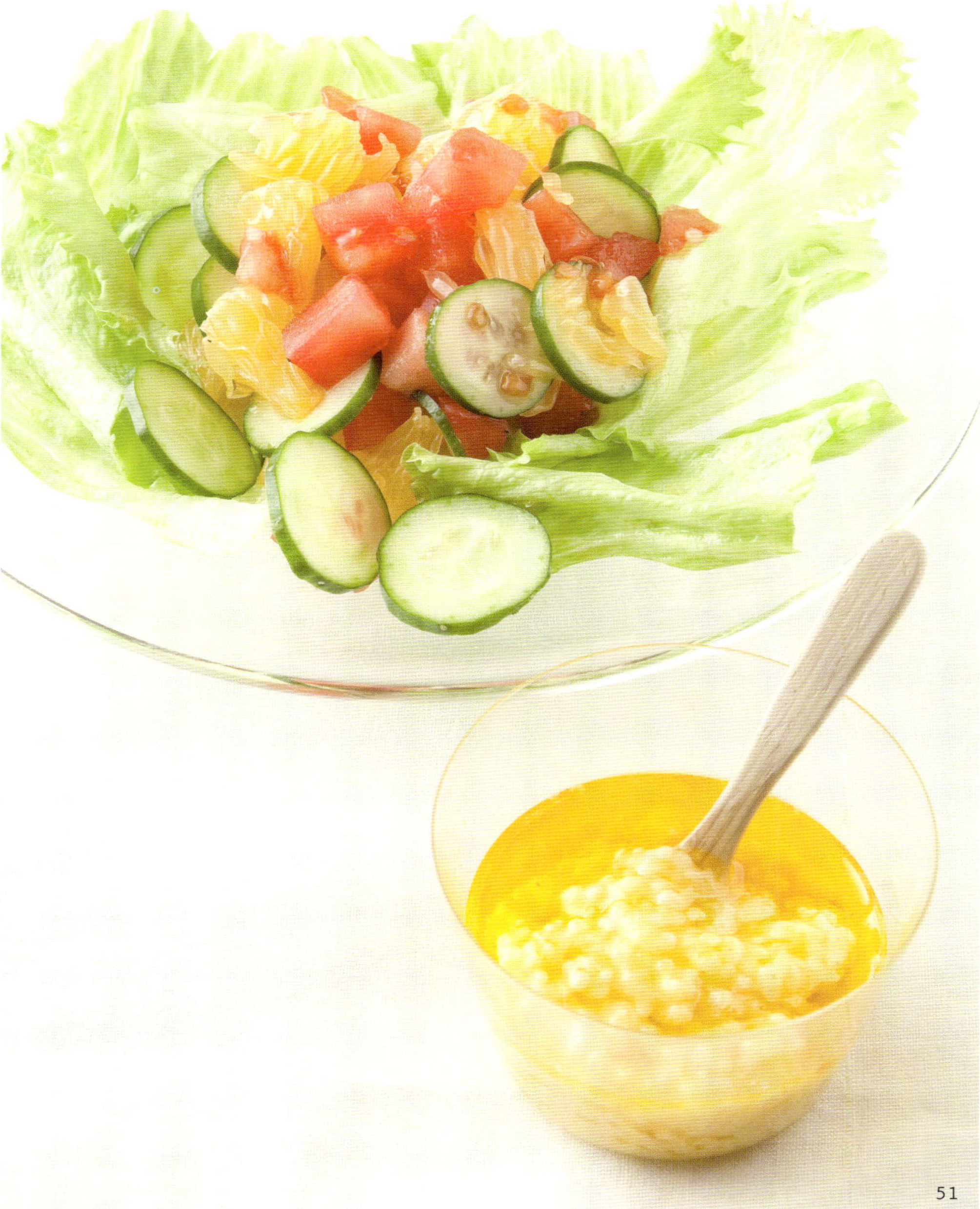

酸味のあるドレッシングでスッと雑穀が体に入るおひたし風サラダは
カルシウムと葉緑素の補給に最適

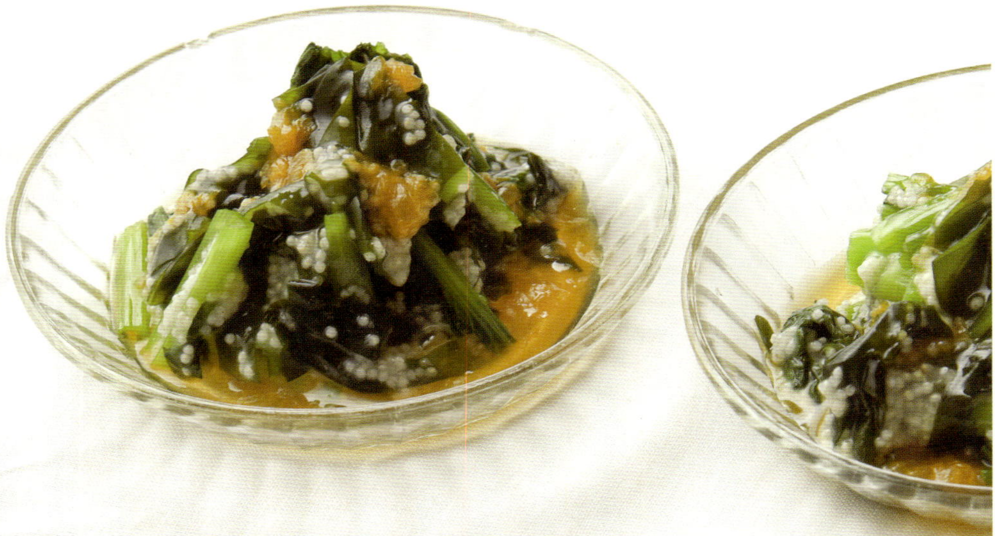

ワカメと青菜のもちアワみかんドレッシングサラダ

材料(3〜4人分)
もちアワチーズ(P28)……100g
乾燥ワカメ……3g
小松菜……100g
みかん……1個(または果汁100%の
オレンジジュース1/4カップ)
しょう油……小さじ2
自然塩……小さじ1/3

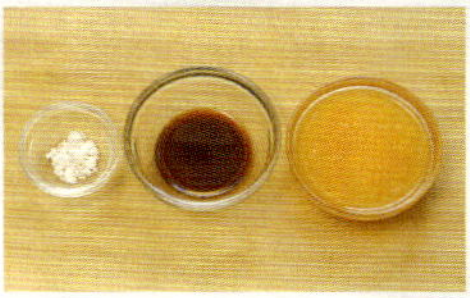

作り方

1. 乾燥ワカメは熱湯で2分ゆでて冷水にとり、一口大に切る。小松菜は塩ひとつまみ(分量外)を入れた熱湯でゆでてザルにあげ、一口大に切る。
2. みかんは搾り器で軽く搾り、果実をスプーンでこそげ取って、合わせて1/4カップになるようにする。
3. 2にしょう油と塩を混ぜ、もちアワチーズを加えて、ほぐすように混ぜ合わせる。
4. 1のワカメと小松菜を合わせ、3をかけて混ぜる。

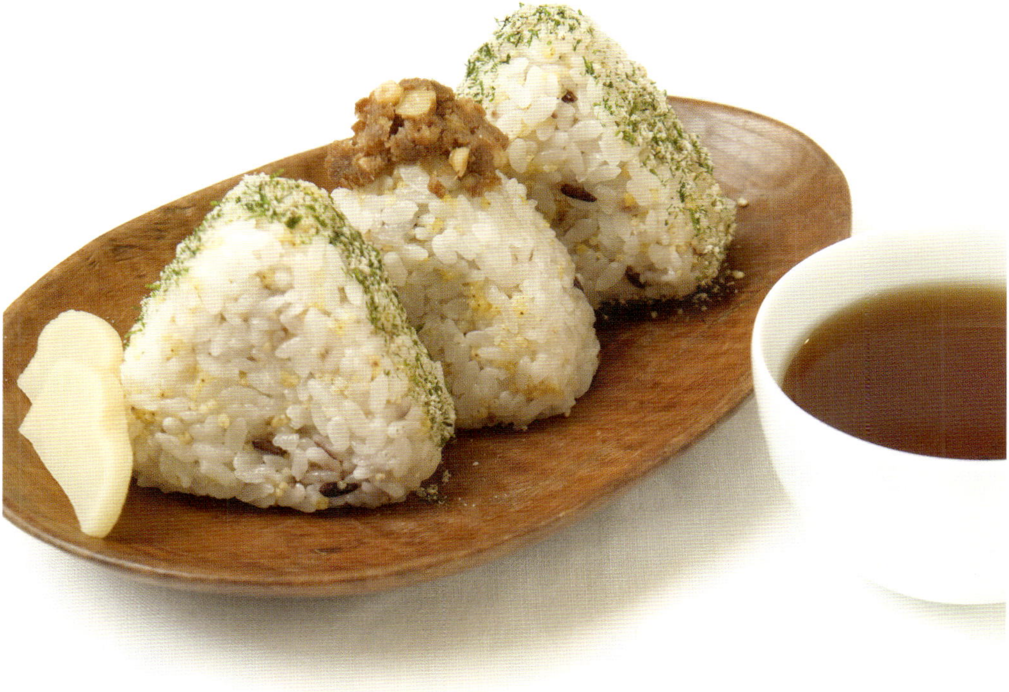

カルシウムと塩気の利いた冷たいおにぎりなら
つわりのときもラクに食べられる

青のりごま塩とクルミ味噌の冷たいおにぎり

材料（3個分）

六穀ごはん（P10）……240ｇ
青のりごま塩（Ｐ18）……適量
クルミ味噌（P20）……小さじ1/3（2ｇ）
塩入り手水
　水……1/4カップ
　自然塩……小さじ1/3

作り方

1. 六穀ごはんは3等分にして、塩入り手水をつけて、おにぎりを握る。
2. 1のおにぎり2個に好みの量の青のりごま塩をつけ、1個にクルミ味噌をのせる。

＊ たくあん漬けを添えて、ほうじ番茶と一緒にいただくのがおすすめです。

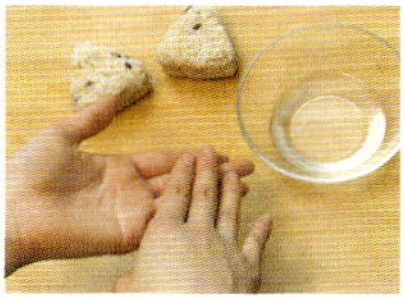

味噌汁感覚で手早く1人分作れて
ふわとろのすいとんが食べやすい

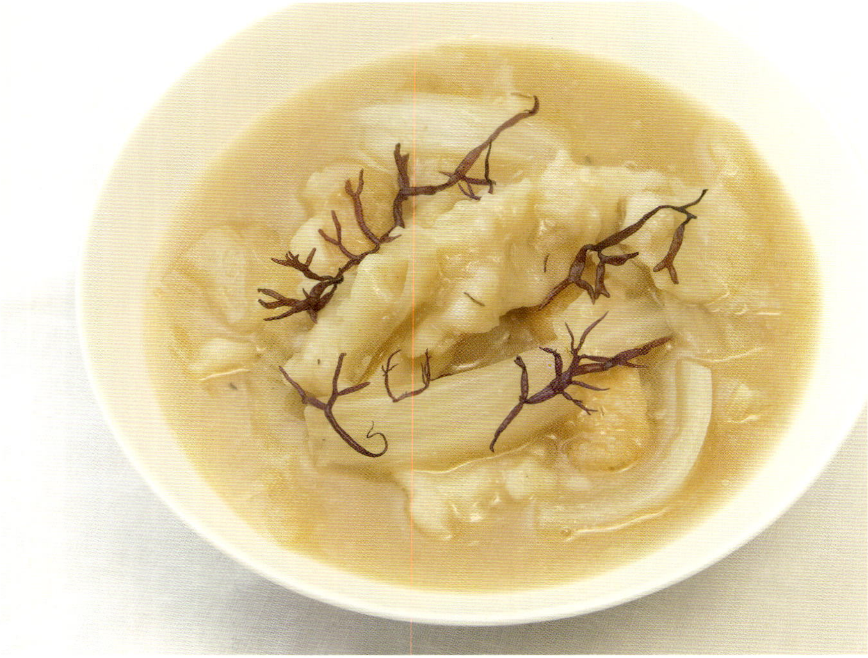

ヒエのふわふわすいとん入り味噌スープ

材料（3〜4人分）

［ヒエのふわふわすいとん］
ヒエ粉……20g
小麦粉……100g
自然塩……小さじ1/4
水……2/3カップ

白菜……200g
タマネギ……100g
油揚げ……1と1/2枚
フノリ……2g
昆布……5cm角
植物油……大さじ1
水……4カップ
自然塩……小さじ1/3
麦味噌……50g

作り方

1. 白菜は長さ5cmの短冊切りにする。タマネギはタテ4つ切りにして、繊維と直角に8mm幅に切る。油揚げはタテ半分にしたものを1.5cm幅に切る。
2. ヒエ粉、小麦粉、塩小さじ1/4を合わせてふるい、水2/3カップを加えて、ヒエのふわふわすいとんの生地を作る。
3. 鍋に油を熱して1のタマネギをさっと炒め、さらに白菜も加えてさっと混ぜ、水4カップと昆布を入れて強火で煮立たせる。
4. 3が煮立ったら、1の油揚げと塩小さじ1/3を加えて、フタをして中火で白菜が煮えるまで煮て、麦味噌を溶き混ぜる。
5. 4に2の生地をスプーンで滑らせるようにしながら、重ならないように入れて、全部のすいとんの色が変わるまで煮込む。
6. 5を器に盛り、水にさっとつけて戻したフノリをのせる。

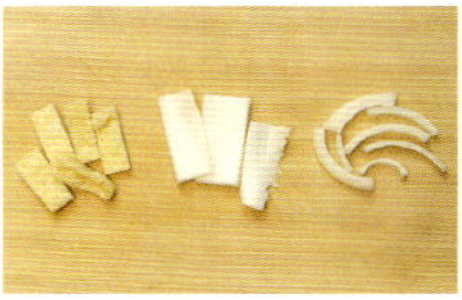

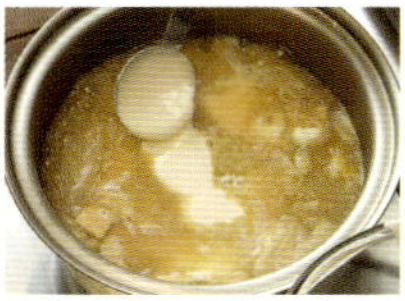

Maternity Recipes 5

便秘の解消をうながすレシピ

もちキビ

もちキビ料理を食べると頑固な便秘も驚くほど簡単に解消しやすくなります。善玉コレステロールを増やし、肝臓障害や動脈硬化を防ぐ効果が期待できるうえ、黄色色素のポリフェノールの抗酸化作用がきれいな肌へと導いてくれるため、若々しさのキープにも活躍します。

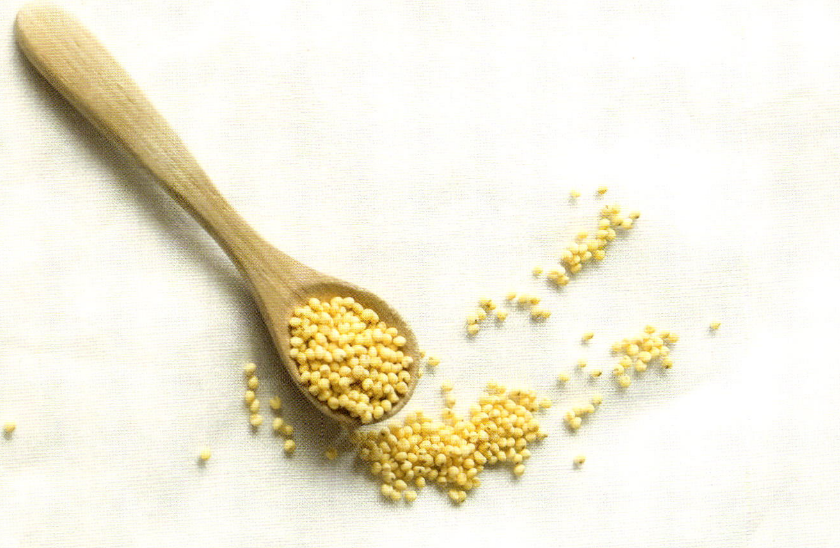

卵かけごはん？　とろろごはん？
どちらのおいしさも楽しめる人気どんぶり

キビとろキツネ丼

材料（2人分）
キビとろ＊……全量
六穀ごはん（P10）……360g
長ネギ……100g
油揚げ……1/2枚
刻み海苔……適量
植物油……小さじ1と1/2
純米酒……大さじ1
自然塩……小さじ1/4
七味唐辛子……ひとつまみ

作り方
1. 油揚げは小口から5㎜幅に切る。長ネギは3㎜幅の斜め切りにする。
2. フライパンに油を熱し、1の油揚げと長ネギを順に炒め、酒をまわし入れて塩をふり、七味唐辛子をふる。
3. 器に六穀ごはんを盛り、2の具をのせ、キビとろを盛り、刻み海苔を散らす。

＊キビとろ

材料（できあがりの量＝約380g）
もちキビ……1/2カップ
水……1と1/2カップ
自然塩……小さじ1/8
豆乳……3/5カップ（120ml）
しょう油……大さじ2強

ピザのソースにしたり
焼きうどんにからめたりと
応用自在

1. もちキビは洗って目の細かいザルにあげ、水をきる。
2. 鍋に分量の水を入れて火にかけ、沸騰したら塩と1のもちキビを入れ、木べらでよく混ぜながら強火で煮る。
3. もちキビが水を充分に吸って、木べらの跡がスジになって残るようになったら、フタをして弱火で15分炊く。このとき、クッキングマット（P14）などを鍋の下に敷いて火にかけると、均一な弱火になり、うまく炊ける。
4. 炊きあがったら火からおろして豆乳としょう油を入れ、手早く混ぜ、フタをして10分蒸らす。

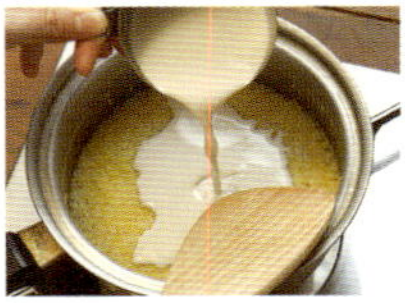

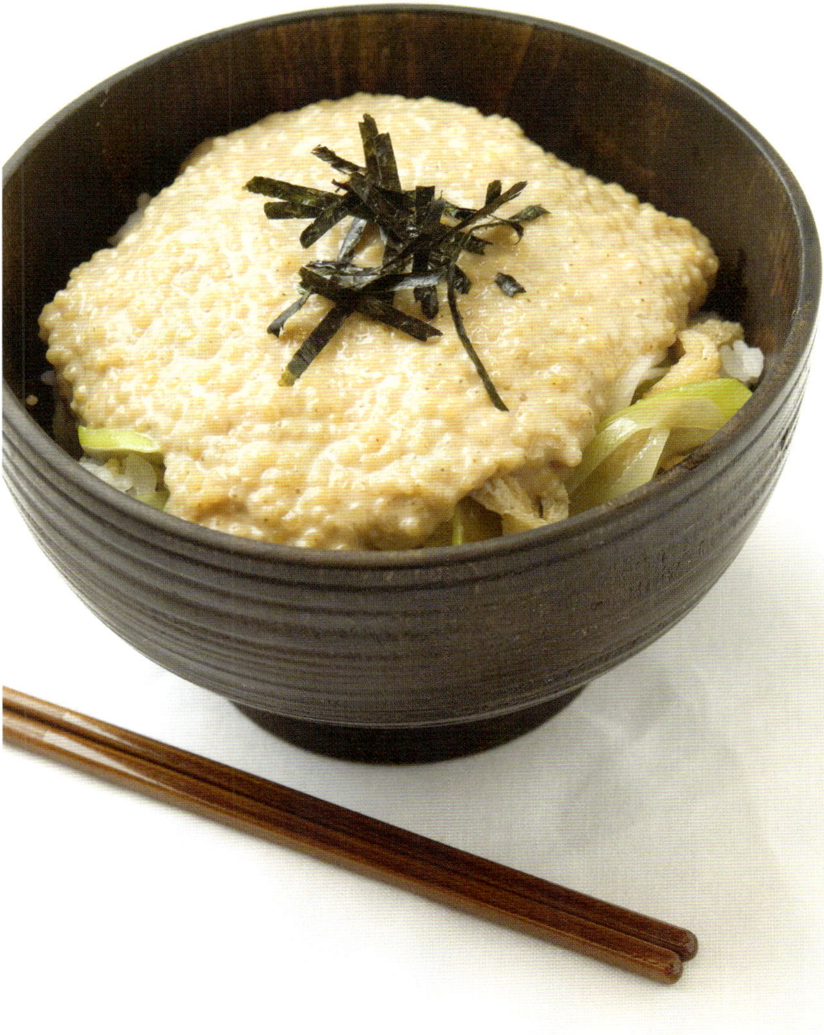

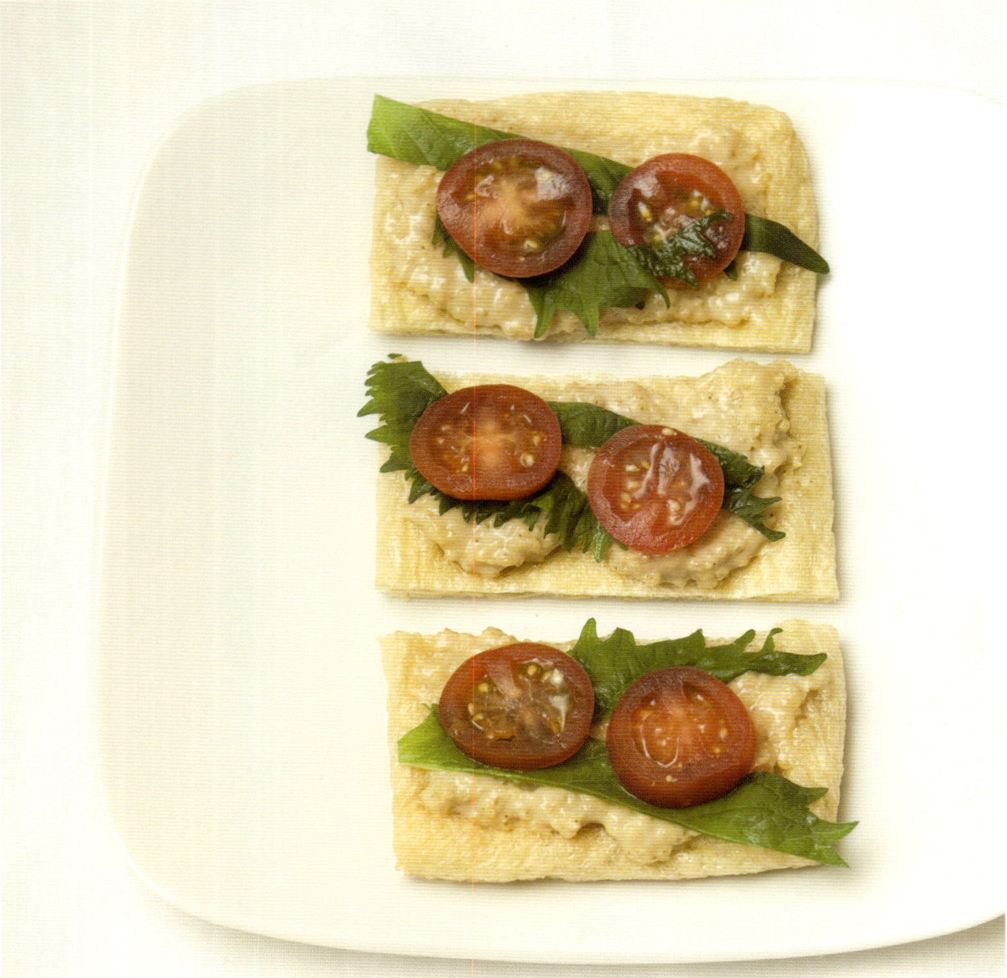

ごはん代わりになる
キビとろ活用のピザ風スナック

キビとろと油揚げのピザ

材料(3切分)
キビとろ(P56)……45g
油揚げ……1枚
ミニトマト……2個
青ジソ……1枚
しょう油……小さじ1/2

作り方
1. ミニトマトは輪切りにする。青ジソはタテ6つに切る。
2. 油揚げは3等分にして、180℃のオーブンで8分焼く(オーブントースターでもOK)。
3. 2の油揚げにしょう油をハケで塗り、あたためたキビとろをのせて、1の青ジソとミニトマトを飾る。

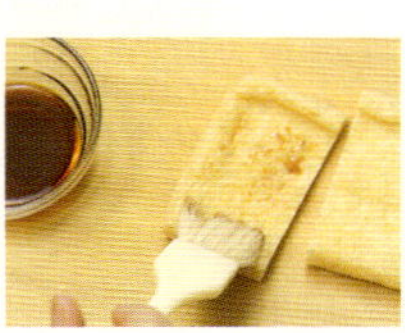

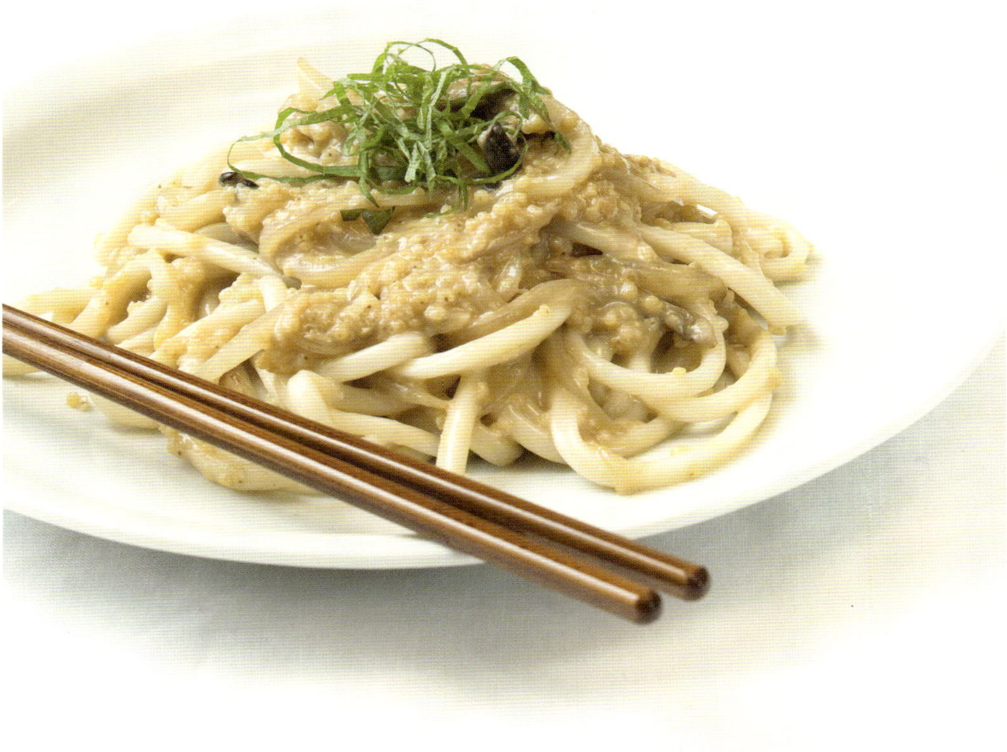

同じ穀物食材でも体をリラックスさせる働きがある麺類
卵炒め感覚の焼きうどんで食が進む

キビとろ焼きうどん

材料（1人分）
キビとろ（P56）……80g
干しうどん……60g
タマネギ……40g
干しシメジ……3個
植物油……大さじ1
自然塩……小さじ1/4
水……1/4カップ
青ジソ……1/2枚

作り方
1. うどんはゆでて水にとり、ザルにあげる。
2. タマネギは薄いまわし切りにする。干しシメジはひたひたの水で戻す。
3. フライパンに油を熱して、1のタマネギと戻した干しシメジを順に炒め、塩をふる。
4. 3にキビとろと分量の水を入れてゆるめ、1のうどんを加えて、全体にからめる。
5. 4を器に盛り、千切りにした青ジソを散らす。

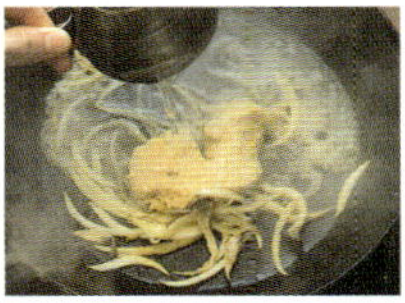

もちキビと皮つきジャガイモが出会って
ホッコリとろりのおいしさに

コロッケにも
スープにも
応用自在

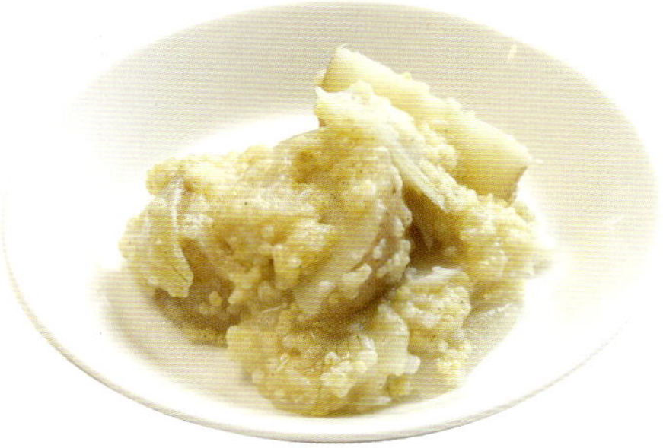

もちキビポテト

材料（できあがりの量＝約900ｇ）
もちキビ……1/2カップ
ジャガイモ……500ｇ
タマネギ……1個（200ｇ）
植物油……大さじ1
水……1カップ
自然塩……小さじ1と1/2

作り方
1. もちキビは洗って目の細かいザルにあげ、水をきる。
2. ジャガイモは皮つきのまま8等分に切る。タマネギは2㎝幅のくし切りにする。
3. 鍋に油を熱し、2のジャガイモを入れ、ジャガイモの表面に油がまわったら、さらにタマネギも加えて、さっと炒める。
4. 3に分量の水を入れて煮立て、沸騰したら塩と1のもちキビを入れ、木べらでよく混ぜながら強火で水分がほとんどなくなるまで煮る。フタをして、さらに弱火で15分炊く。
5. 炊きあがったら火からおろして10分蒸らし、木べらでさっくり混ぜ、風を入れる。このとき、クッキングマット（P14）などを鍋の下に敷いて火にかけると、均一な弱火になり、うまく炊ける。

梅酢入りの豆腐生地にもちキビポテトを
加えると卵風味のキッシュ生地に変身

もちキビポテトのキッシュ

材料（直径14㎝キッシュ型）
もちキビポテト（上記）……75ｇ
ブロッコリー……25ｇ

［キッシュ生地］
木綿豆腐……100ｇ
梅酢……小さじ1
自然塩……小さじ1/6
小麦粉……20ｇ
水……35ml

［パイ生地］
ヒエ粉……15ｇ
小麦粉……65ｇ
自然塩……小さじ1/6
菜種油……大さじ1と1/2
水……大さじ2

作り方
1. パイ生地を作る。ボウルにヒエ粉、小麦粉、塩を合わせてふるい、菜種油と水大さじ2を加えて箸で混ぜ、練らないようにしてひとつにまとめる。
2. 1のパイ生地を麺棒で型よりひとまわり大きいくらいの円形にのばし、菜種油（分量外）を塗ったキッシュ型に引っ張らないようにに注意して詰める。
3. 2の生地の底の部分にフォークで数か所穴をあけ、180℃のオーブンで15分焼く。

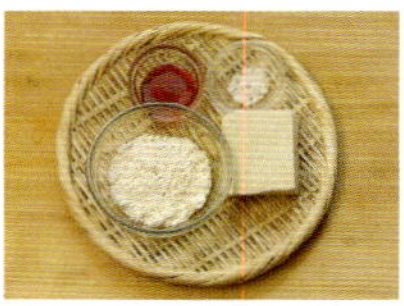

4. ブロッコリーは小房に分けて、塩ひとつまみ（分量外）を入れた熱湯でゆでる。もちキビポテトはナイフを使ってボウルの中で粗く切る。
5. キッシュ生地の材料はすべてフードプロセッサーに入れて攪拌し、なめらかな生地を作る。
6. 5に4のもちキビポテトを入れてよく混ぜ合わせ、さらにブロッコリーも加えて混ぜる。
7. 3のパイ生地に6を流し入れ、180℃のオーブンで25分焼く。

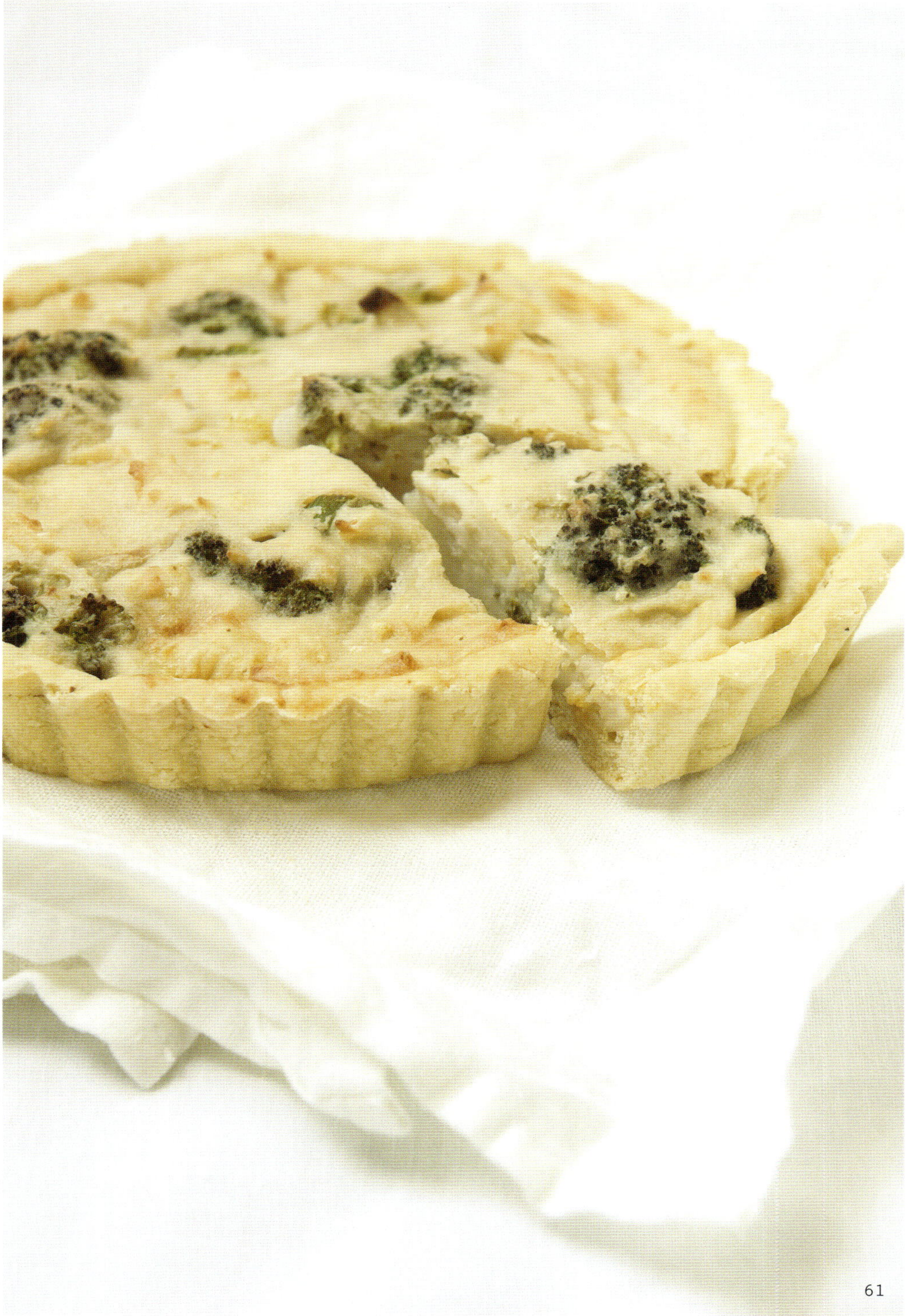

とろりとおいしいイタリアン感覚の釜揚げうどん

もちキビポテトうどん

材料（2人分）
もちキビポテト（P60）……400ｇ
干しうどん（またはスパゲッティ）……100ｇ
シメジ……60ｇ
ブロッコリー……適量
植物油……大さじ1
水……3カップ
自然塩……小さじ1と1/3

作り方

1. もちキビポテトのジャガイモをナイフで粗く切る。シメジは手でほぐす。
2. 鍋に油を熱して、1のシメジをさっと炒め、分量の水、1のもちキビポテト、塩を入れる。フタをして、ときどき混ぜながら、中火でとろっとしてくるまで煮る。
3. 2にゆでたてのうどんを入れ、ひと煮立ちさせる。
4. 3を器に盛り、ゆでたブロッコリーをのせる。

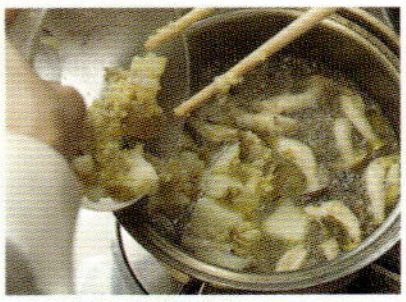

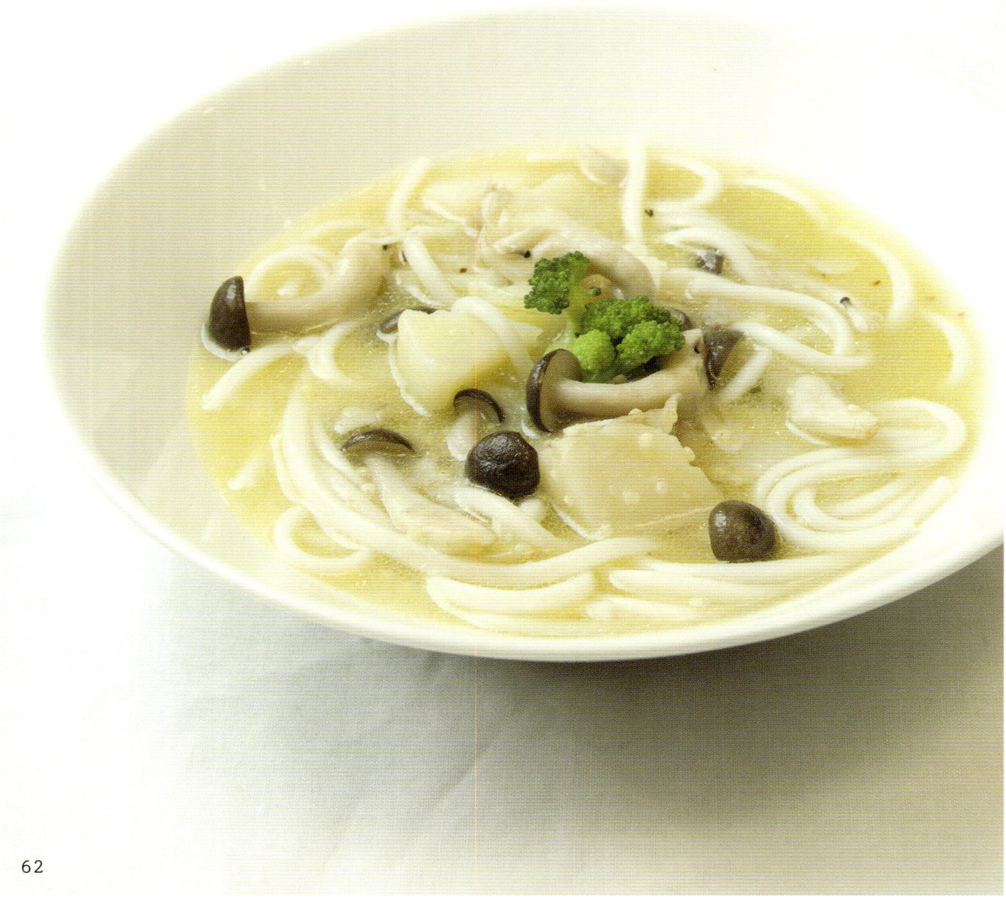

Maternity Recipes 6

むくみの解消をうながすレシピ

もちアワ・大根・小豆・リンゴ

大根、小豆、リンゴは、むくみを改善する働きがある食べものです。とくに小豆には、腎臓の目詰まりを取る効果が期待できます。腎臓が弱ると、体内の不純物や水分の排泄が滞り、むくみやすくなります。血液の循環をよくするというもちアワとこれらを組み合わせることで、むくみはさらに改善されやすくなります。

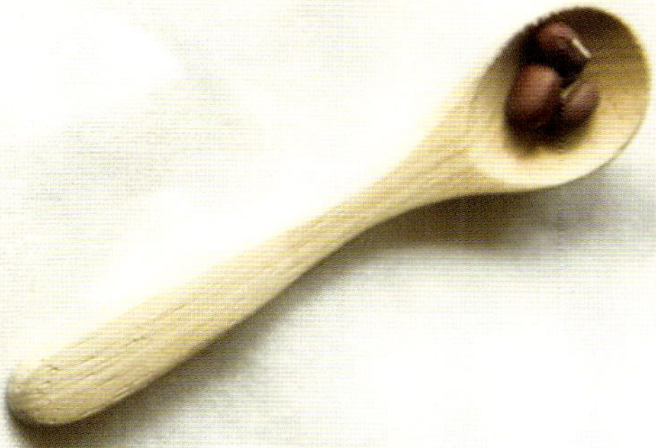

お互いのうま味を吸収した
透明な大根ともちアワがとろけるおいしさ

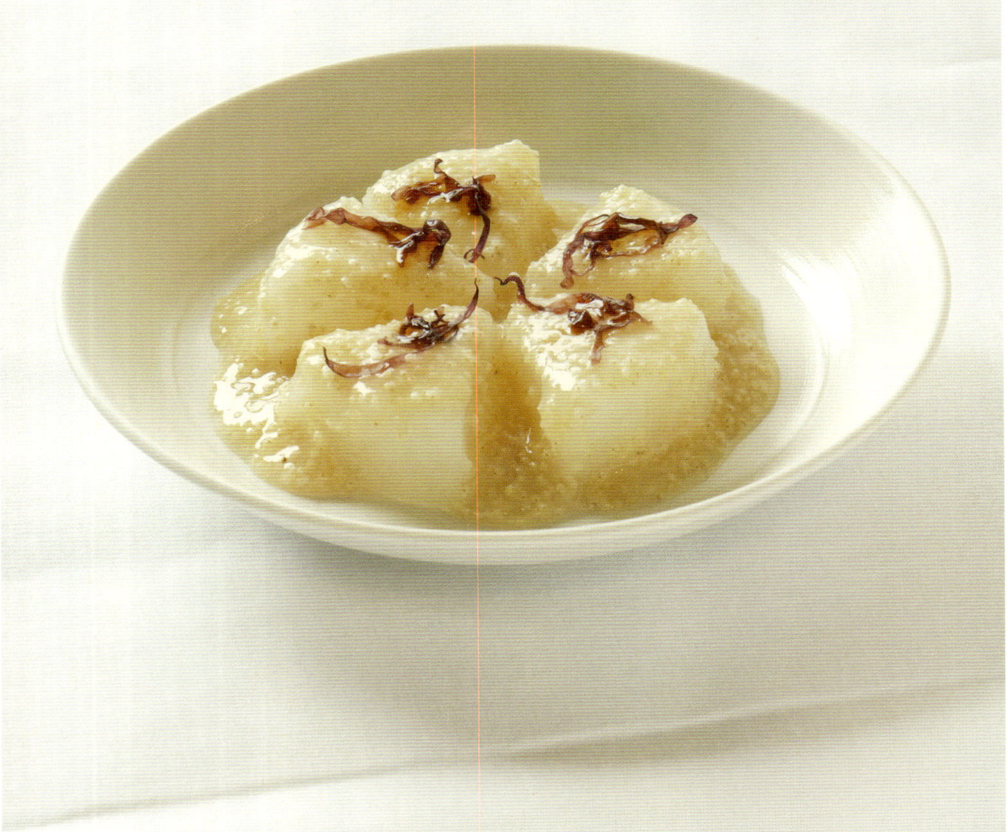

大根のアワ煮

材料（4人分）
もちアワ……1/4カップ
大根……250g
フノリ……適量
昆布……5㎝角
水……2カップ
自然塩……小さじ2/3
しょう油……少々

作り方

1. 大根は皮つきのまま1.5㎝幅の輪切りにして、6等分のいちょう切りにする。
2. 鍋に1の大根、分量の水、昆布を入れて火にかけ、煮立ったら、洗って水をきったもちアワと塩を加える。
3. 2がふたたび煮立ったら、フタをして弱火でときどきかき混ぜながら20分煮る。
4. 仕上げにしょう油をたらし、ひと混ぜする。
5. 4を器に盛り、水にさっとつけて戻したフノリをのせる。

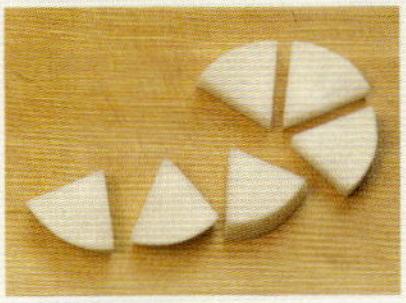

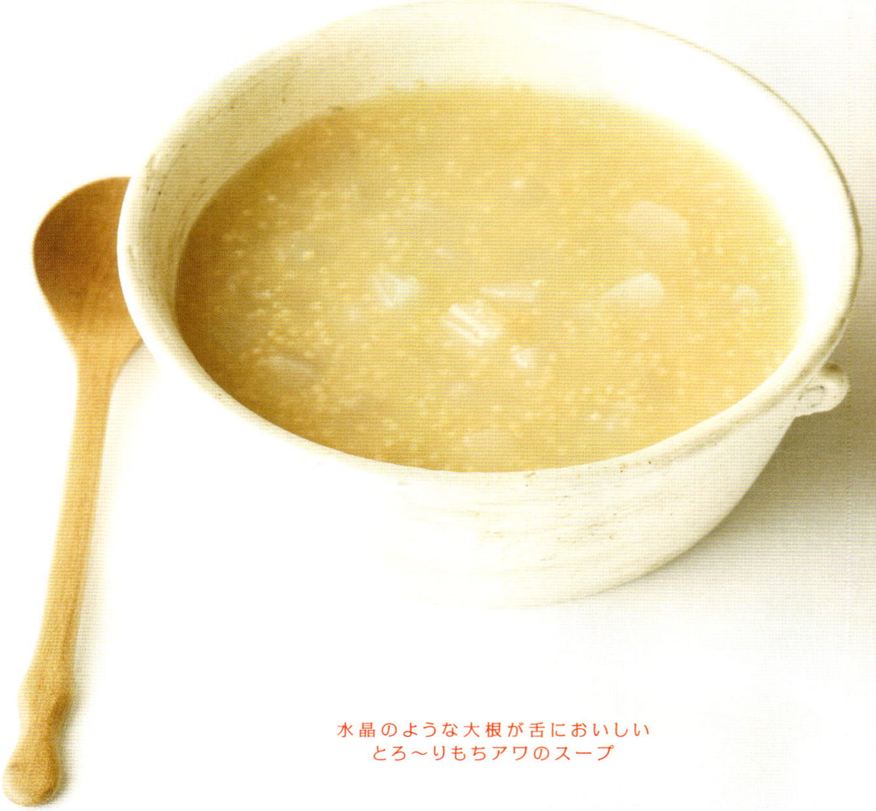

水晶のような大根が舌においしい
とろ～りもちアワのスープ

大根ともちアワのスープ

材料(2人分)
もちアワ……大さじ3
大根……100g
タマネギ……50g
昆布……5㎝角
植物油……小さじ2/3
水……3カップ
自然塩……小さじ1

作り方

1. 大根は皮つきのまま1㎝角に切る。タマネギは薄いみじん切りにする。
2. 鍋に油を熱して、1のタマネギをさっと炒め、さらに大根を加えて炒め、全体に油がまわったら分量の水と昆布を入れて、強火で煮立てる。
3. 2が沸騰したら、洗って水をきったもちアワと塩を入れ、ふたたび沸騰したら、フタをして中強火でときどき混ぜながら30分煮る。

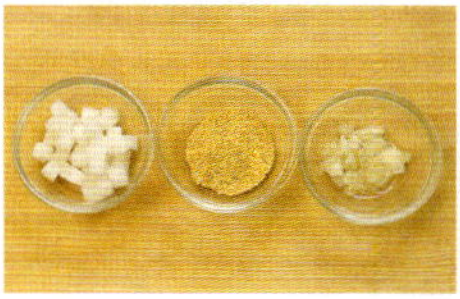

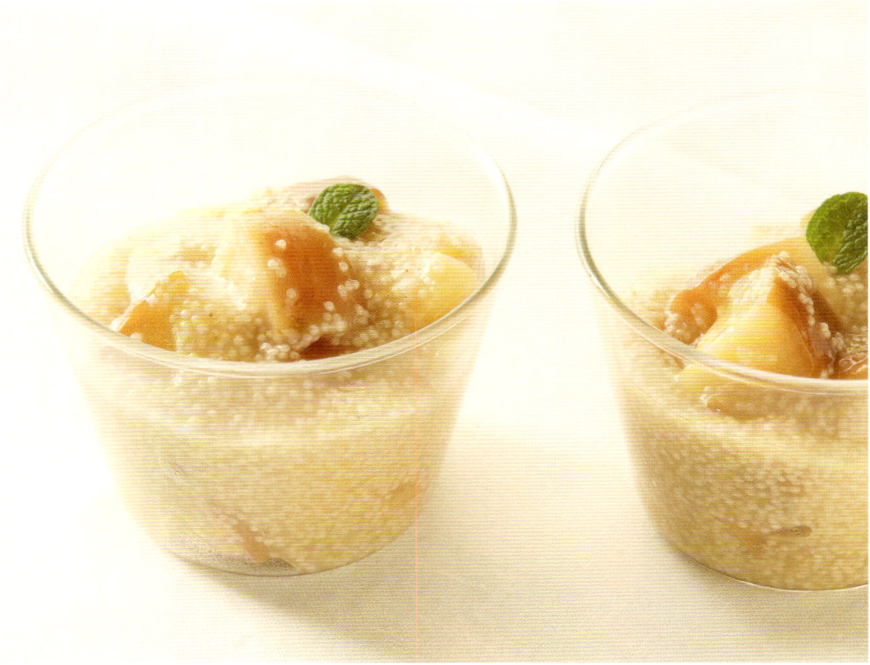

皮ごとリンゴの酸味ともちアワの甘みがハモったおいしい安心スイーツ

もちアワリンゴ

材料(3～4人分)
もちアワ……1/4カップ
リンゴ……1個(正味200g)
リンゴジュース(果汁100%のもの)……1カップ
自然塩……小さじ1/8
ミントの葉……適量

作り方

1. リンゴは皮つきのまま4等分して芯を取り、3%の塩水(水1/4カップに自然塩小さじ1/3)にさっとくぐらせる。さらにタテに3等分して、一口大に切る。
2. 鍋にリンゴジュースと1のリンゴを入れて煮立て、沸騰したら、洗って水をきったもちアワ、塩を入れ、木べらでよく混ぜながら強火で水分がなくなるまで煮る。フタをして弱火で15分炊く。
3. 炊きあがったら火からおろして10分蒸らし、木べらでさっくり混ぜ、風を入れる。
4. 3を器に盛り、ミントの葉を飾る。

＊ 夏は、みかんジュースにオレンジや夏みかんなどの果肉を入れて作ると、さわやかなおいしさが味わえます。

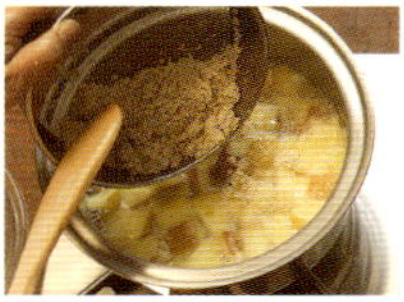

ミルキーな甘さで透明感あるこしあんが魅力の和菓子で腎臓をやさしく浄化する

小豆のねりきり

材料（できあがりの量＝約200ｇ）
小豆粉……50ｇ
甘酒……100ｇ
自然塩……小さじ1/4
水……1/2カップ

作り方
1. 甘酒はミキサーかフードプロセッサーで攪拌する。
2. 鍋に小豆粉、1の甘酒、塩、分量の水を入れてよく混ぜ合わせる。
3. 2を中強火にかけて、約3分練る。
4. 3のあんがひとかたまりになって、木べらにくっついてきたら、火を止める。
5. 4の半量を8個（1個約12ｇ）に分けて、俵型に成形し、箸で模様を入れる。

＊ 4の残りの半量は、黒ごま風味のねりきり（下記）を作ったり、あんとして活用しましょう（冷蔵庫で3日くらい保存可能）。

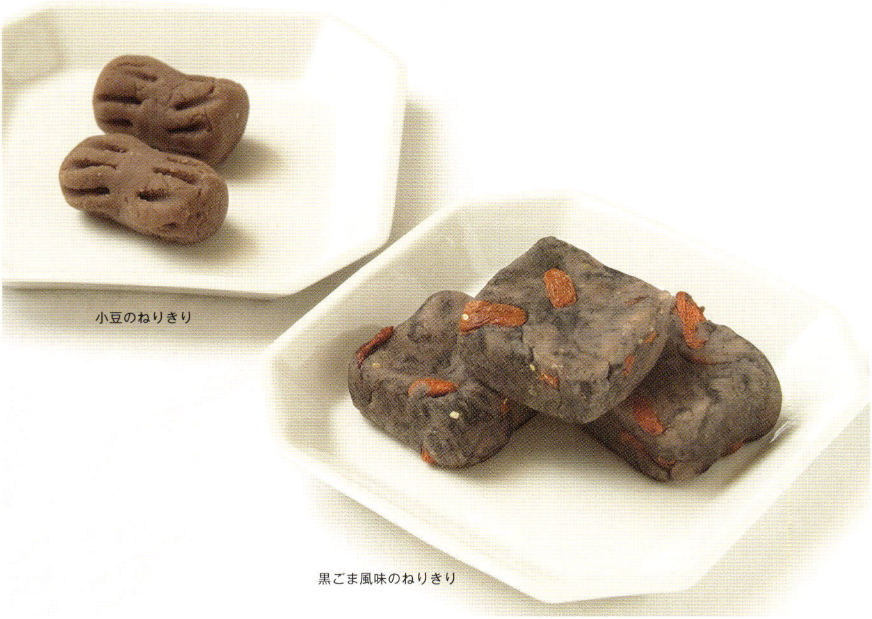
小豆のねりきり
黒ごま風味のねりきり

黒いごま小豆あんに赤いクコの実が映える
新感覚のねりきり

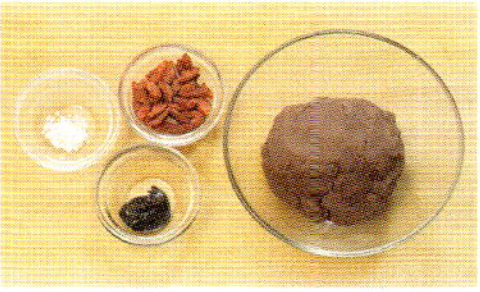

黒ごま風味のねりきり

材料（5個分）
小豆のねりきり（上記）……1/2量（100ｇ）
黒ごまペースト……小さじ1/2
クコの実……10ｇ
自然塩……小さじ1/8

作り方
1. クコの実は熱湯に約1分つけて、ザルにあげる。
2. ボウルにすべての材料を入れて、混ぜる。
3. 2を5個（1個約20g）に分けて、四角形に成形する。

いまも残る日本の伝統雑穀スイーツ
甘酒の自然な甘さが体にやさしい

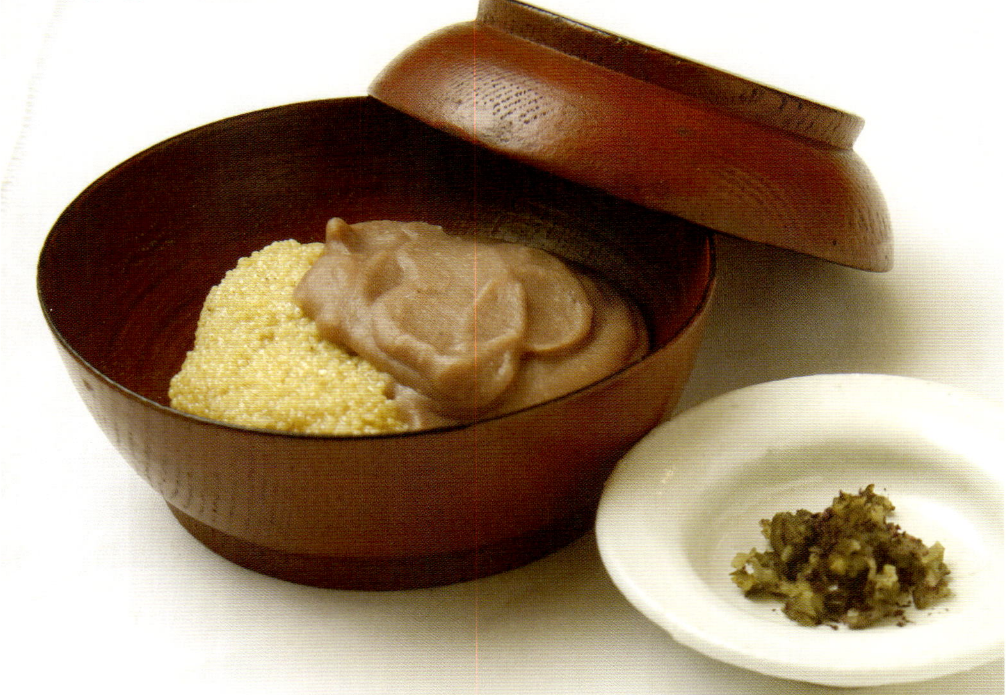

アワぜんざい

材料（5人分）

炊いたもちアワ（P30）……300g
小豆粉……50g
甘酒……200g
自然塩……小さじ3/8
水……2カップ＋大さじ5
しば漬け……25g
ゆかり……適量

作り方

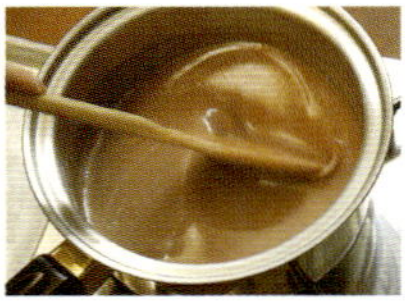

1. 鍋に小豆粉、甘酒、塩、水2カップを入れて、よく混ぜ合わせ、強火で煮る。
2. 1が沸騰したら、強火のままにして、混ぜながら4分煮る。
3. 2に水大さじ5を入れてあたためる。
4. 器に炊いたもちアワを1人分60gずつ入れ、それぞれに3の1/5量ずつをかける。
5. しば漬けのみじん切りにゆかりをかけて、4に添える。

おっぱいの出をよくして
産後の回復を早めるレシピ

もちアワ

アワは昔から、お乳の出をよくする食べもの、産後の回復を助ける食べものとして、世界各地で伝えられてきた雑穀です。とくに、とろりとチーズ風味のあるもちアワのおっぱいへの効果は絶大です。体を冷やす食べものや血液を汚染する食べものを避けて、もちアワグルメを存分に楽しみましょう。

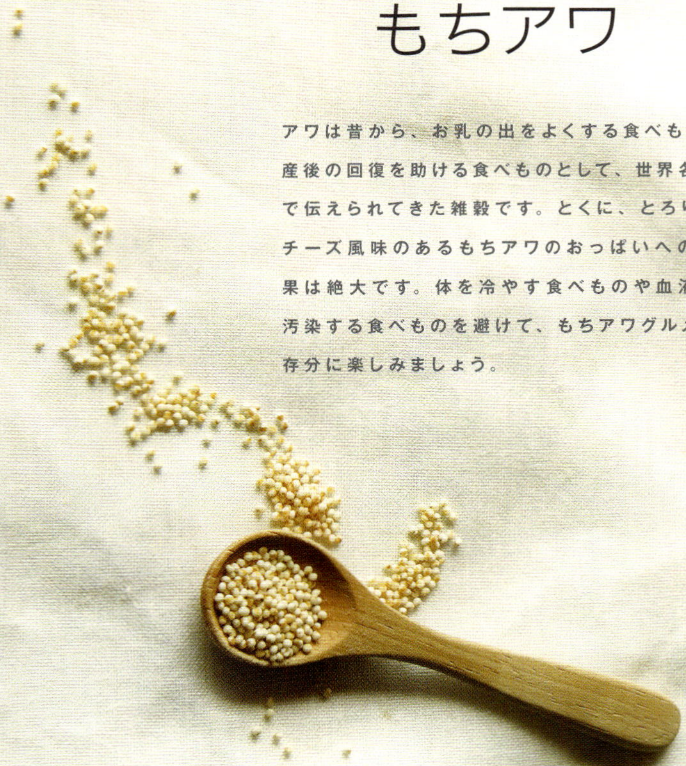

関東地方に昔から伝わる郷土料理
出産前後の体に元気と栄養を補給してくれる

あわっぷかし

材料（4人分）
もちアワ……1カップ
もち米……1カップ
小豆……15g
サツマイモ……200g
かけ水
　水……1カップ
　自然塩……小さじ2

作り方
1. もちアワともち米は洗って、前の晩から水（分量外）につけておく。
2. 鍋に小豆とかぶるくらいの水（分量外）を入れて火にかけ、沸騰したら中強火で10～20分ゆでてザルにあげ、水をきる。
3. サツマイモは皮つきのまま1.5㎝角に切る。
4. 蒸気の上がった蒸し器に濡らした蒸し布を敷き、水をきった1のもちアワともち米、2の小豆、3のサツマイモを混ぜてから入れ、蒸し布をかけて蒸す。途中3回に分けてかけ水をする。蒸し時間の目安は1時間30分。

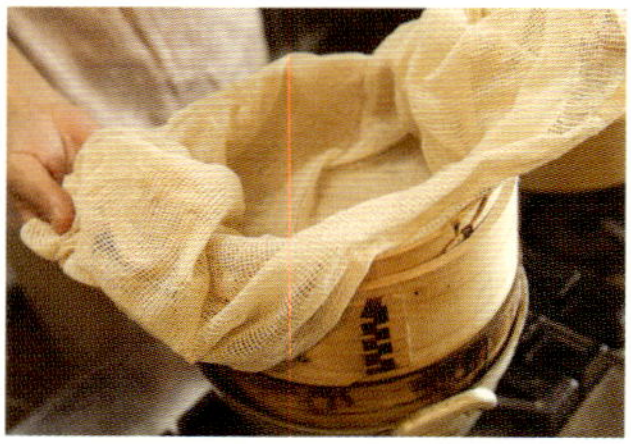

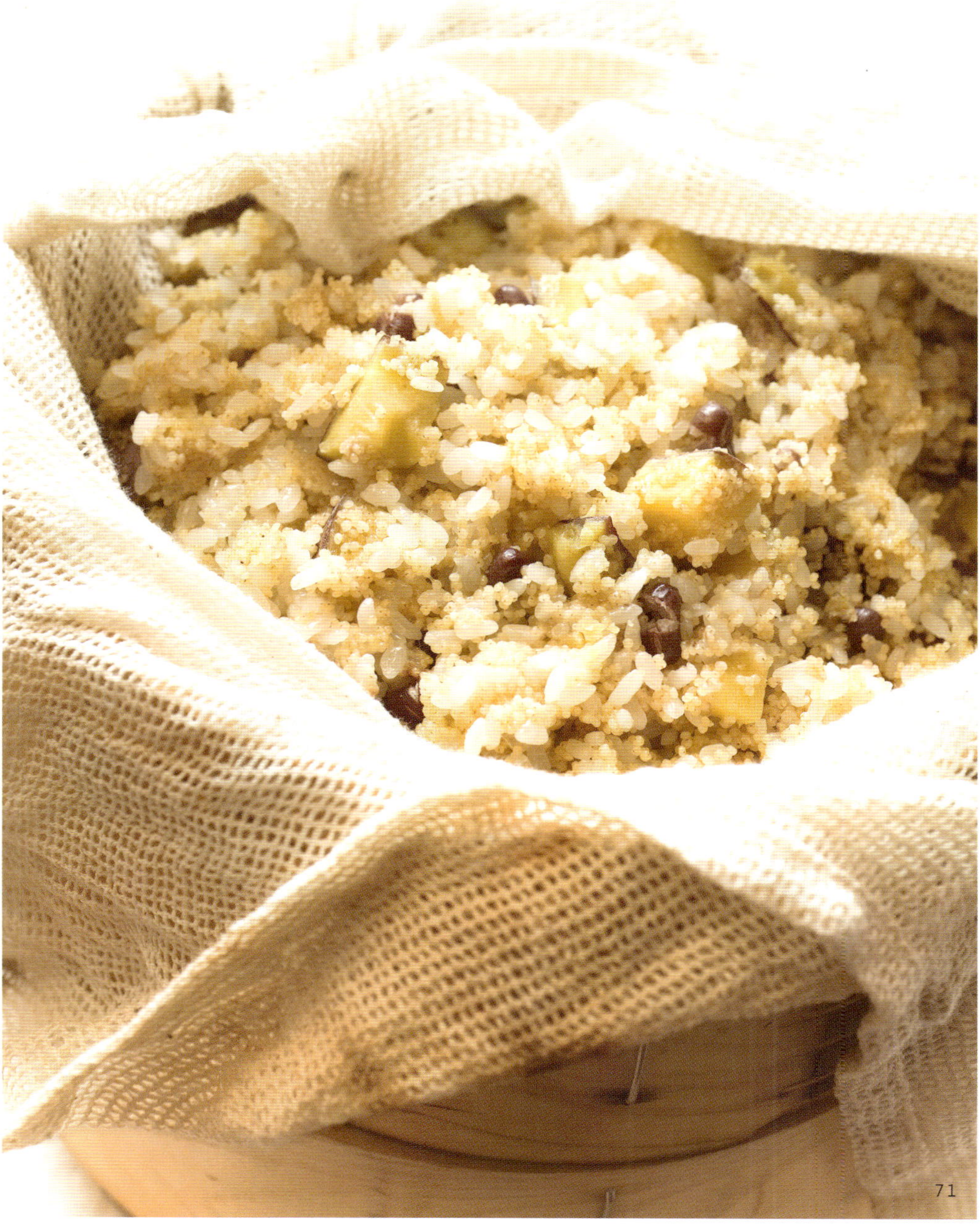

ゆでるだけで簡単に作れる
アワ餅で楽しむ磯辺巻きと味噌団子

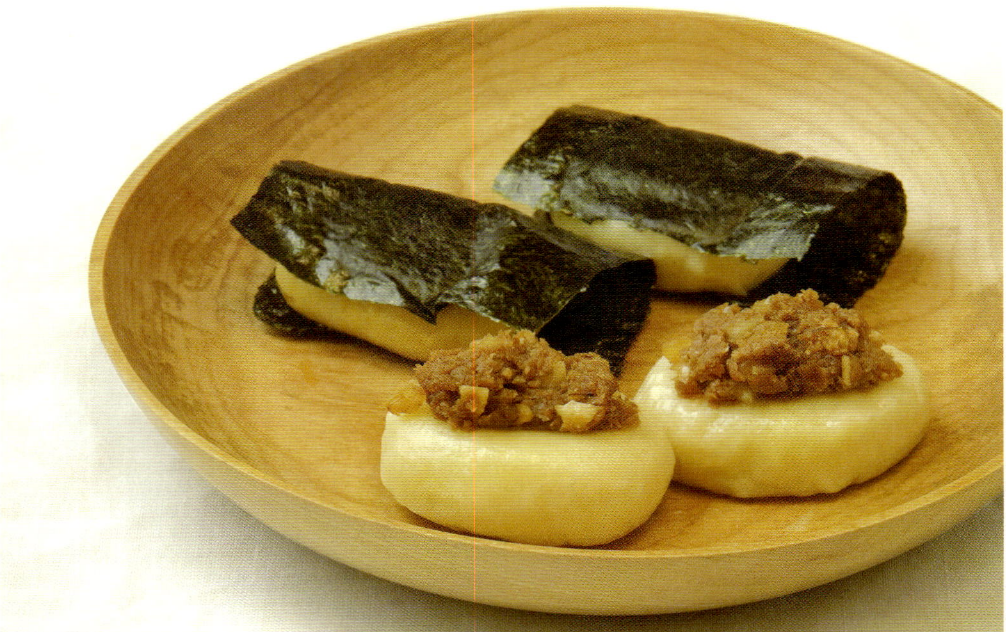

アワ餅の磯辺巻きとアワ餅の味噌団子

材料

［アワ餅：6個分＝約150ｇ］
アワ粉……30ｇ
もち粉……70ｇ
自然塩……小さじ1/6
熱湯……65ml

クルミ味噌（P20）……15ｇ
焼き海苔……1/2枚
しょう油……適量

作り方

1. ボウルにアワ粉、もち粉、塩を入れて混ぜ、分量の熱湯を入れて、よくこねる。
2. 1を6個（1個約25g）に分けて、平らに成形し、仕上げに真ん中を押してくぼませる。
3. 沸騰したお湯に2を入れて、浮いてから2分くらいゆでて冷水にとり、水をきる。
4. 3の3個にハケでしょう油を塗り、3等分に切った焼き海苔で包む。残りの3個にはクルミ味噌をのせる。

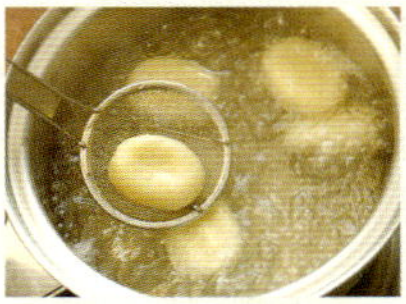

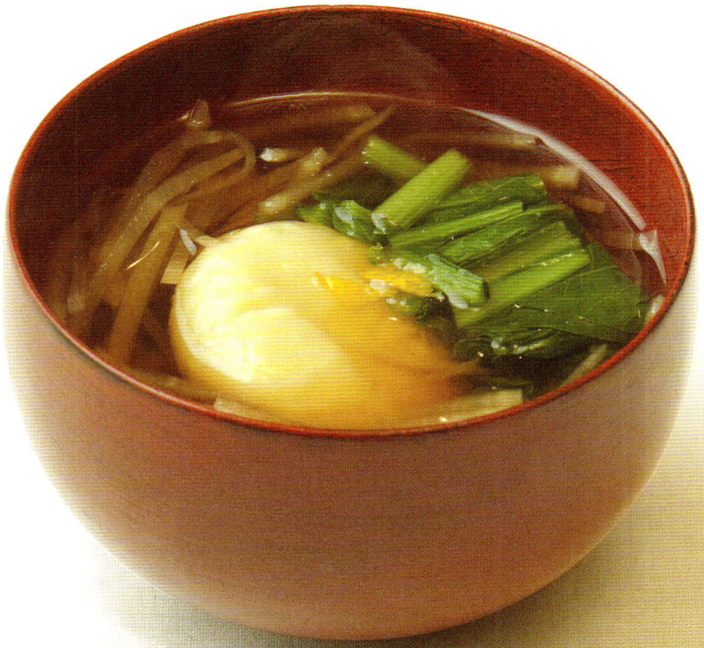

たっぷりの千切り大根がうま味のポイント
大根の消化酵素と青菜の葉緑素で
血液の浄化をうながすお雑煮

アワ餅入りお雑煮

材料(4人分)

アワ餅(P72)
……4個(ゆでて水をきったもの)

大根……400g

青菜(小松菜など)……50g

昆布……5㎝角

水……4カップ

しょう油……大さじ5

ユズの皮……適量

作り方

1. 大根は皮つきのままマッチ棒くらいの千切りにする。青菜は塩ひとつまみ(分量外)を入れた熱湯でゆで、ザルにあげ、一口大に切る。

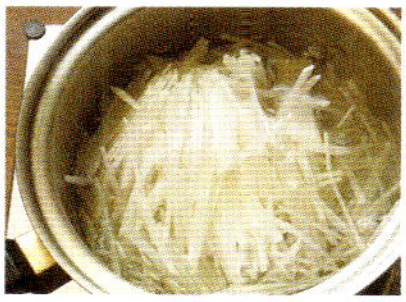

2. 鍋に分量の水、昆布、1の大根を入れて火にかけ、煮立ったらフタをして中強火で大根が透き通るまで5分くらい煮る。
3. 2にしょう油を入れて、ひと煮立ちさせ、火を止める。
4. 器にアワ餅、1の青菜を入れ、3を盛り、ユズの皮を散らす。

チーズいらずの
オニオングラタンスープで元気百倍！

もちアワチーズのオニオングラタンスープ

材料（4人分）
もちアワチーズ（P28）……120g
タマネギ……200g
昆布……5㎝角
月桂樹の葉……1枚
植物油……小さじ2
水……4カップ
自然塩……小さじ1と1/4
天然酵母パン……4切れ（約10㎝×4㎝の大きさで8㎜くらいの厚さのもの）

作り方

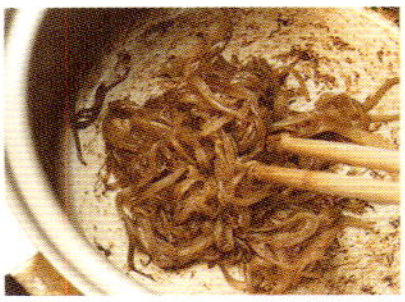

1. タマネギは薄いまわし切りにする。
2. 鍋に油を熱して、1のタマネギをアメ色になるまで炒める。
3. 2に分量の水、昆布、月桂樹の葉を入れて強火で煮立て、沸騰したら塩を入れ、フタをして中火で10分煮込む。
4. パンを180℃のオーブンで3分焼く（オーブントースターでもOK）。
5. 器に3のスープを盛り、4のパンを浮かせ、もちアワチーズをかけて、230℃のオーブンで10分焼く。

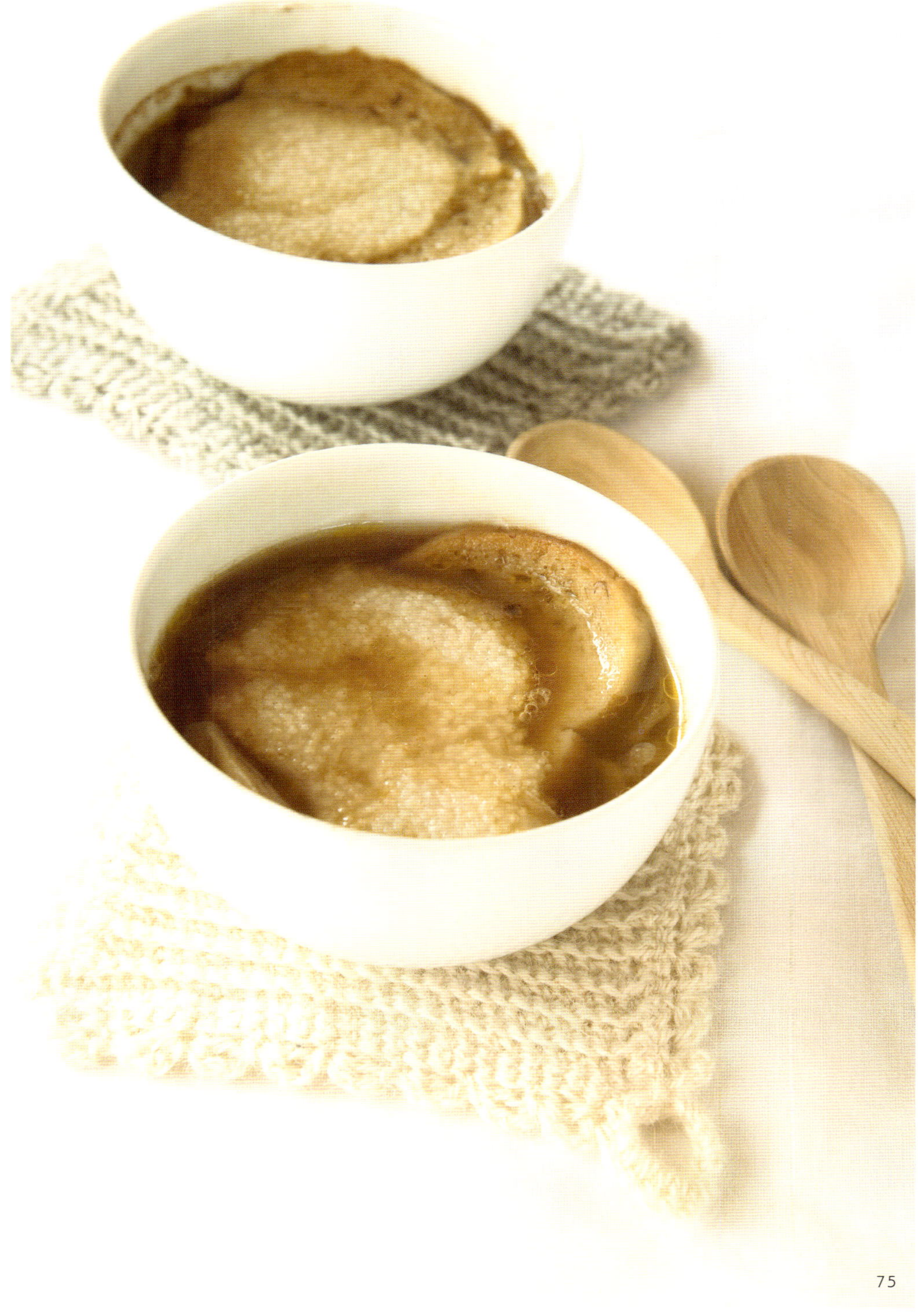

赤ちゃんも一緒のつぶつぶ雑穀ごはん

雑穀ごはんから始まる離乳食
時期はまちまち、赤ちゃんの意思表示を尊重して

生まれて100日目ごろ、お食い初めという儀式をしますが、実際には５か月ごろから食べたいという意思表示を体で表し始めます。ただし、あくまでも、赤ちゃんの意思表示をみながらがポイントですので、一般的な離乳の時期にはとらわれないようにしましょう。

食卓のごはんをまだ食べないころでも、家族が食べる時には必ず一緒に食事の場にいるようにさせるのがいいようです。時期が来ると、水が飲みたい、これが食べたいとサインを出してきます。そして、いつの間にか食卓の仲間入りです。はじめのころは、食卓からお箸の先に雑穀ごはんをちょんとのせて口に入れてあげましょう。味噌汁も喜びます。最初は、味噌汁のうわずみをスプーンの先にちょっととってあげてみてください。

１歳を過ぎて少したつと、乳糖分解酵素がなくなるので、そのころまでにおっぱいをやめていくのが自然です。私の場合は、どの子も１歳３か月で、「今日で終わりだよ！」と言って、おっぱいをおしまいにしました。

赤ちゃんは自分に必要な食べものはなにかを知っている

大人の頭で、「栄養のある食べものを好き嫌いなく食べなさい」と言うのは、赤ちゃんのことをなにもわかっていないことの表れです。自分の子どもをはじめ、たくさんの赤ちゃんを観察していてわかったことなのですが、赤ちゃんはどうやら、自分の体が求めている食べものを見分けられるようです。そして、なんと、食べものの波動をキャッチしているようなのです。ですから、お椀の底に沈んだカボチャを食べたがったり、いま食べたくないものを口のそばに持っていくと、見ないでイヤイヤをしたりします。

また、食べたがるものは、毎日変化します。これは、もともとそなわっている本能を働かせて、赤ちゃん自身が体調に合わせて選んでいるのです。ごはんさえしっかり食べていれば、基本の栄養は足りるので、まずは、赤ちゃんの感覚を信頼してみましょう。

とくべつな離乳食は要らない！ 大切なのは食育

つぶつぶ流の雑穀食なら、とくべつに離乳食を作る必要がありません。大人が食べている食事を、子どもも一緒に食べるだけでいいのです。食卓にある料理を小さくしたり、ちぎったり、少し冷ましたり、ちょっとの工夫で食べられるものがほとんどです。

赤ちゃんの離乳期は、いのちを守る味覚を育て、体や魂に響く、いいエネルギーをもった食べものを見分ける感性を育む大切な時期。むしろ、離乳ではなく食育のステップと考えましょう。

赤ちゃんがもっている自分の食べるべきものを波動で見分ける能力を尊重して、壊さないためには、「地球お母さん」の愛から生まれた穀物をはじめとする植物性の食べものを食卓に並べて、赤ちゃんを信頼して待つことが大切です。

目からウロコの

つぶつぶ流
赤ちゃんの元気を育むごはんの
ポイント

Point 1

赤ちゃんは適度な塩味と油が好き

一般的に「赤ちゃんには刺激のない薄味のもの」「油は子どもには消化できない」と思いこんでいる人がほとんどかと思いますが、じつは子どもの成長にとっても、人間の体の健康維持にとっても、良質のほどよい塩分と脂肪分はとても重要です。
多くの研究結果により、油は人間にとって、ほかのどの栄養よりも燃えやすいものであり、軽い燃料だということが分かってきました。むしろ、油を適正にとらないと、自然な燃焼のメカニズムが妨げられ、極端に太るか痩せすぎになり、抵抗力が弱まるともいわれています。

Point 2

赤ちゃんはよく煮た野菜が好き

「子どもは野菜嫌い！」というのは、大人の勘違いです。子どもが嫌いなのは、ほとんどが生野菜。煮物や煮びたし、シチューなどのよく味のしみた煮た野菜は、大好きです。
子どもの体は、健全な成長のために、適度な塩分を欲しているので、しっかり塩味の利いた野菜をおいしく感じます。よく煮た野菜は、熱と味噌やしょう油の酵素が消化を助けてくれるので、じつはお腹にやさしいことを、子どもの本能が知っているのです。

Point 3

赤ちゃんの飲み物は水

赤ちゃんにジュースは禁物です。味覚が狂い、おっぱいやごはんの深い甘さを喜べなくなって、本来のおいしさがわからなくなってしまうからです。赤ちゃんの飲み物は、なによりも水です。良質の透明な水には、体を浄化する働きをはじめ、命を守るさまざまな力が秘められています。

赤ちゃんは
ごはんが好き！

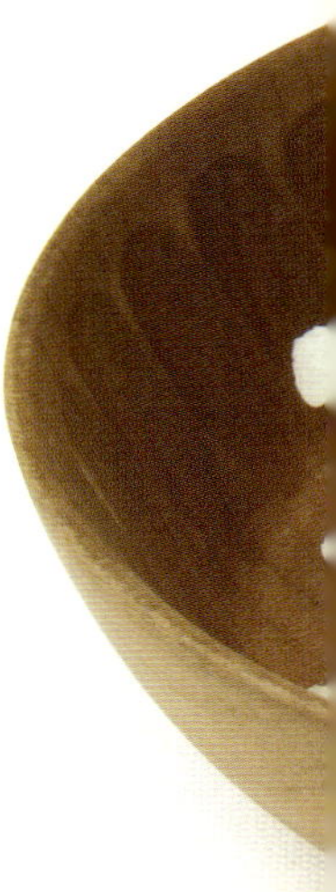

赤ちゃんは、なによりもごはんが大好きです。これは、ごはんにお母さんのおっぱいの味がするからです。そして、ごはんの中には、人間の体を育む栄養のほとんどすべてが含まれています。

本来、「ごはん」という言葉には、2つの意味があります。1つは炊いた穀物のこと、もう1つは食事そのもののこと。「ごはんを食べること＝食事」、これが、古代から現在にまで続く日本人共通の常識です。日本には古くから主食という意識があり、ごはんをしっかり食べてこそ、健康が保たれるという認識のもとで暮らしてきました。「お母さん、ごはんまだ？」と、実際、いまでも、みんなこう言って育っています。

日本人の歴史と伝統に反する、ごはんを軽視した動物性食品のおかず偏重のアメリカナイズされた食事が一般的になるに従って、日本人の健康はどんどん破壊されてきました。

家庭の中に赤ちゃんがやってきたそのチャンスを生かし、原点に戻って、穀物が主役の体が喜ぶつぶつぶ流ごはんを楽しみ、家族みんなで健康を取り戻し、育てていきましょう。

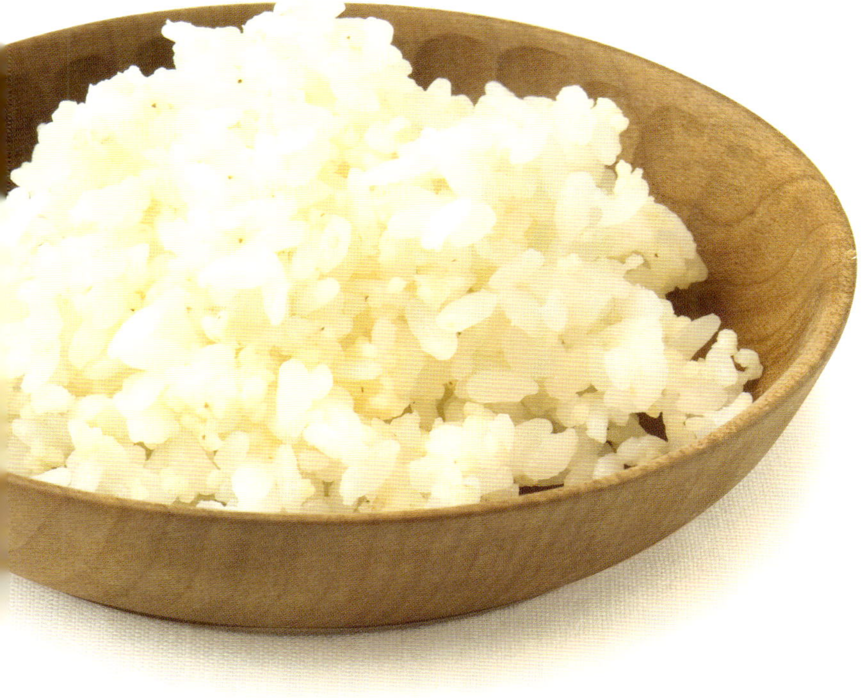

memo 1

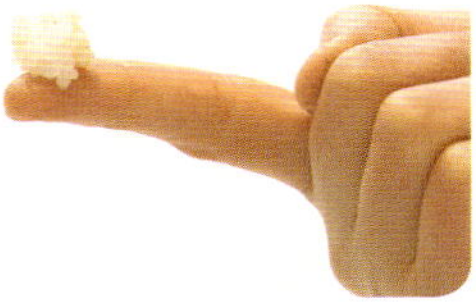

5か月ごろを過ぎると、赤ちゃんは、食卓を指さして食べたそうなようすを見せるようになってきます。そんなとき、お母さんやお父さんは人差し指にごはん粒をのせて、口元にもっていってあげましょう。

もちろん、一度口に入れても、そのまま出してしまうこともありますが、気にしなくて大丈夫です！ そういったやりとりの繰り返しが、自分でごはんを食べることの練習や内臓の強化につながっていきます。

memo 2

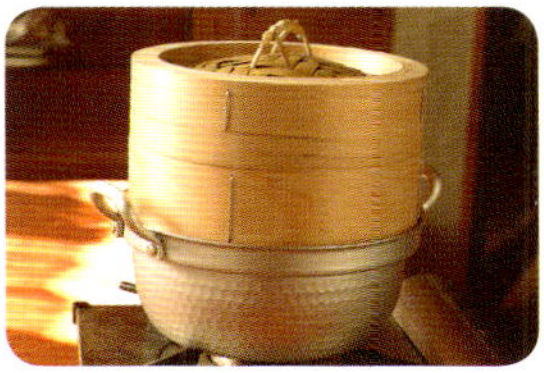

竹や木で作られた蒸籠（せいろ）でごはんや野菜を蒸すと、食材のもつエネルギーを高めながら、食べものをあたためることができます。意外と時間もかかりません。そして、なによりも、うま味が引き出されて、とてもおいしくなります。電子レンジは、電磁波の与える影響や、食べもの自体の細胞やエネルギーなどを破壊してしまうなどのデータや研究論文が世界的に多く出されていることもあり、つぶつぶ流では使用することをおすすめしません。

つぶつぶ雑穀ごはんのおいしい炊き方

おいしい雑穀ごはんは、雑穀の量と取り合わせ、塩加減、水加減がおいしさのポイントです。
まずは、白米に好みの雑穀1種類を混ぜるだけの雑穀ごはんを取り入れてみましょう。
慣れてきたら、雑穀の種類や組み合わせ、量など、いろいろに楽しんでみてください。

白米＋1穀ごはんの割合の目安

白米……2と1/2合
雑穀……1/2合
自然塩……小さじ1弱
水……2と1/2合強の目盛り
（ヒエ、うるちアワ、うるちキビの場合は3合の目盛り）

もちアワともちキビを入れると、もっちりごはんになります。水加減は少なめに。ヒエやうるちアワ、うるちキビ、アマランサスやキヌアを入れると、バラッとしたごはんになります。水加減は多めに。

1 白米と好みの雑穀を準備する

基本は、2割雑穀ごはんです。

＊ 精白の過程で失われてしまった食物繊維やミネラル、ビタミン、酵素は、雑穀で補えます。

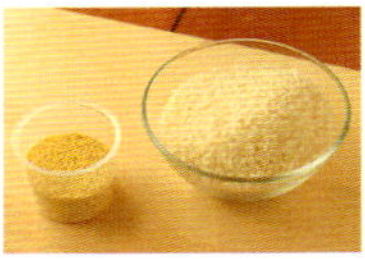

2 白米と雑穀を洗う

大きめのボウルに入れて、たっぷりの水をそそいで、とがずに混ぜ洗いし、数回繰り返してから目の細かいザルにあげる。最初の水を吸うので、洗い始めから良い水を使うのがポイント。

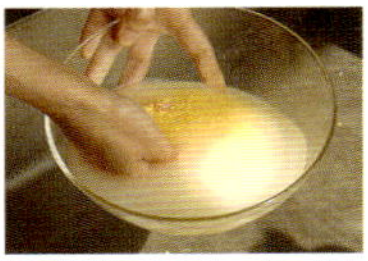

3 水と塩を入れる

3合に対して小さじ1弱の塩加減が雑穀のおいしさを引き出すポイント。水加減の基本は、もちアワ、もちキビの場合は、白米の量に合わせる。それ以外は、白米＋雑穀の量に合わせる。

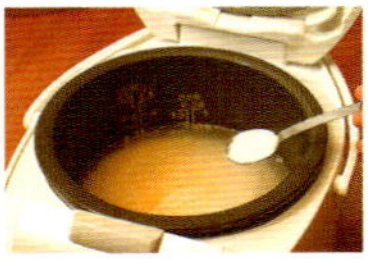

＊ 秋から出回る新米は水分が多く、6月以降のお米は水分が少ないことを頭に入れて水加減を微調整すると、いつでもおいしく炊けます。

4 風を入れる

炊きあがったら、しゃもじで下から上に返すように大きくさっくり混ぜ、風を入れる。

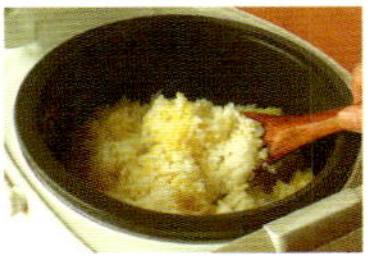

＊ 残ったらおにぎりにするか、バットに広げて冷蔵すると、味がおちず1週間は保存できます。長期保存の場合は、密閉できるポリ袋などに入れて冷凍を。解凍は蒸籠がおすすめです。

Pick Up Column

聖なる誕生　人生のスタートを自分の手に取り戻す

子育ては「いのち育て」です。いのち育ての基本は自分自身。自分のいのちを大切にケアして生きる知恵と技を学び、実践することから、第一歩が始まります。そして、いのちを輝かせるパワーを宿した日常の食事が、すべての基本となるのです。

人生のスタートを自分の手に取り戻す第一歩は、つぶつぶ流の雑穀食の実践から始まります。ごはんが主食の植物性の食事が、なによりも体と魂を養います。米、雑穀、野菜、海藻、自然塩、味噌、しょう油、梅干し、漬け物、甘酒、菜種油などなど、多彩な植物性の食べもののエネルギーに満ちたおいしさのハーモニーを楽しむ食事です。化学調味料など添加物入りの工業製品化した食事や、輸入食品は、できるだけ食べないようにこころがけましょう。

つぎに、子どもを宿した自分自身の体のパワーを信頼します。赤ちゃんを自分に授けた自然の力を信頼し、感謝します。卵子、精子が受精すると、いのちの種ができて、子宮の中で成長していきます。水の世界での28億年の進化の歴史を、ほぼ10か月、280日あまりでたどり、赤ちゃんは成長します。なんと、10日で1億年の進化です。おなかの中の赤ちゃんと、心や言霊で対話しながら見守るのが母親の役目です。そして、母親を守り、おなかの中の赤ちゃんにテレパシーを送るのが父親の役目です。

妊娠中は、日々、赤ちゃんがおなかにやってきてくれたことを心から喜び、感謝しましょう。すくすくと育つ、ニコニコしている赤ちゃんをイメージしながら話しかけます。必要以上に機械（超音波など）で検査する必要はありません。じつは、赤ちゃんは不快を感じているといわれます。心を澄ませば、赤ちゃんの姿も声も聞こえてきます。

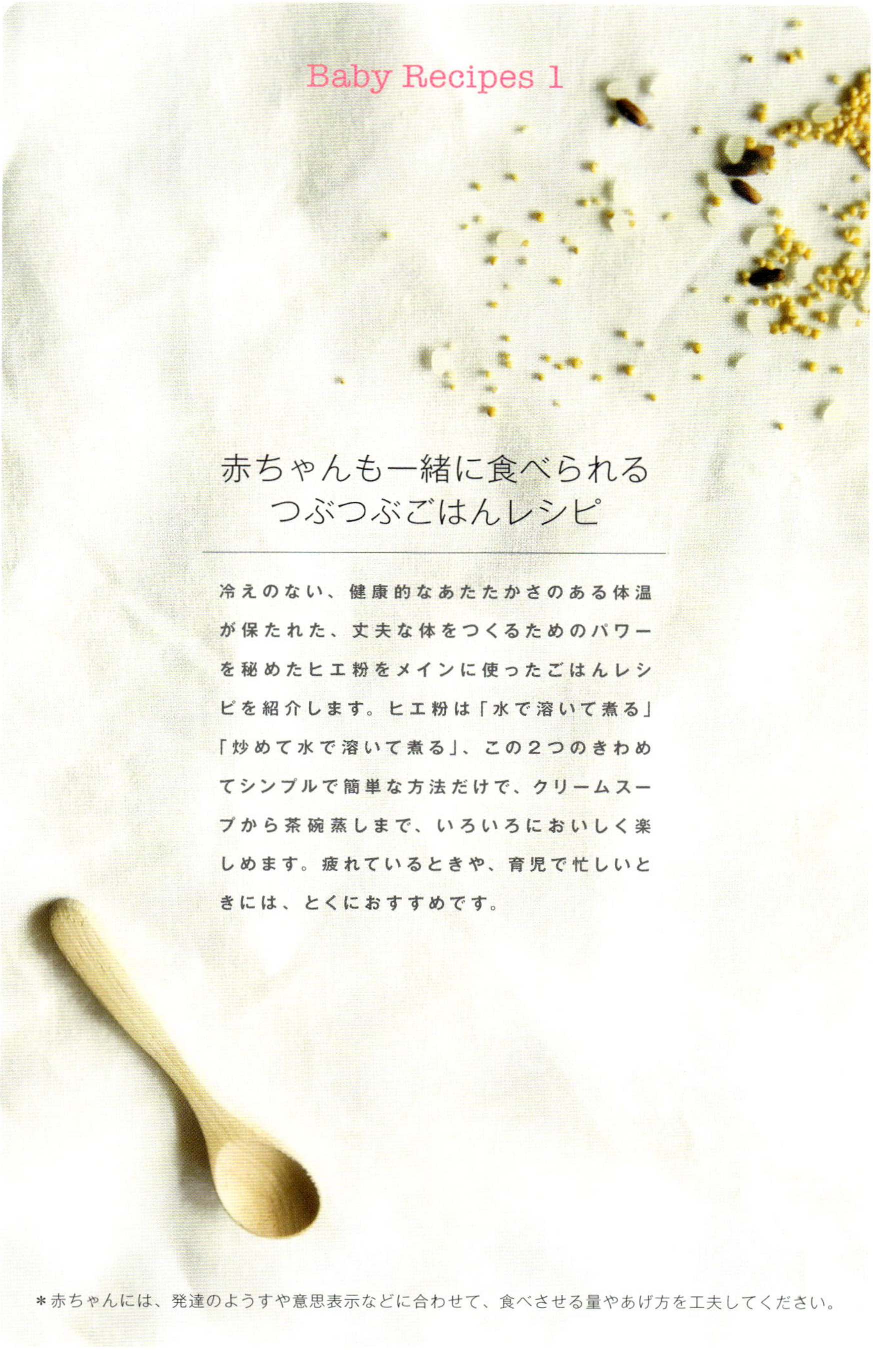

Baby Recipes 1

赤ちゃんも一緒に食べられる つぶつぶごはんレシピ

冷えのない、健康的なあたたかさのある体温が保たれた、丈夫な体をつくるためのパワーを秘めたヒエ粉をメインに使ったごはんレシピを紹介します。ヒエ粉は「水で溶いて煮る」「炒めて水で溶いて煮る」、この２つのきわめてシンプルで簡単な方法だけで、クリームスープから茶碗蒸しまで、いろいろにおいしく楽しめます。疲れているときや、育児で忙しいときには、とくにおすすめです。

＊赤ちゃんには、発達のようすや意思表示などに合わせて、食べさせる量やあげ方を工夫してください。

ヒエ粉と水を混ぜて煮るだけの
ミルキースープ
仕上げに加える塩がポイント

日本生まれのヒエには、日本の風土を生き抜く基礎体力を育む力があります。ミルキーな味わいは、おっぱいからの移行期にはとくになじみやすく、おすすめです。また、水加減の調整で、離乳初期から少しずつ食べやすさに変化をもたせながら、多様な料理が簡単に作れます。

ヒエ粉のスープ

材料（お母さん1人＋赤ちゃん1人分）
ヒエ粉……20ｇ
昆布……5㎝角
水……2と1/2カップ
自然塩……小さじ3/4

［クルトン］
天然酵母パン……1/2カップ分（8㎜角に切ったもの）
菜種油……小さじ2

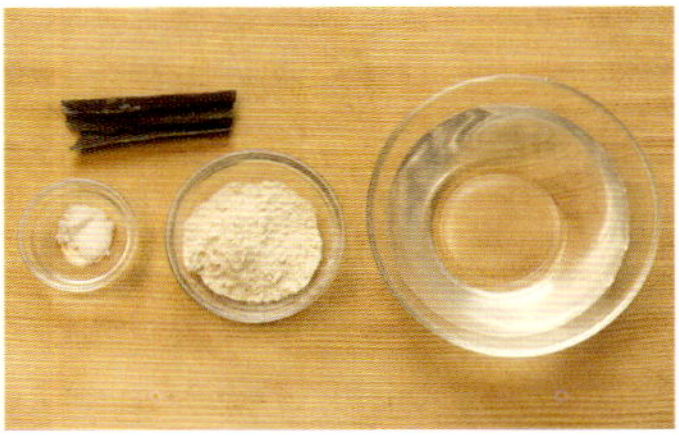

作り方
1. パンは8㎜角に切る。鍋に菜種油を熱してパンを入れ、油を全体にからめて、鍋をふりながらカリッとしたクルトンを作る。
2. 別の鍋にヒエ粉、分量の水、昆布を入れてよく混ぜ、粉を溶かし、混ぜながら火にかける。
3. 2が沸騰したら、さらに混ぜながら中強火で5分煮て、仕上げに塩を加えて少し煮る。
4. 3を器に盛り、1のクルトンを散らす。

＊ 先に塩を入れると、ヒエ粉のざらつきが残ってなめらかな食感にならないので、塩は仕上げに入れるのがポイントです。
＊ 昆布はなくてもおいしいですが、入れるとうま味が増しておすすめです。

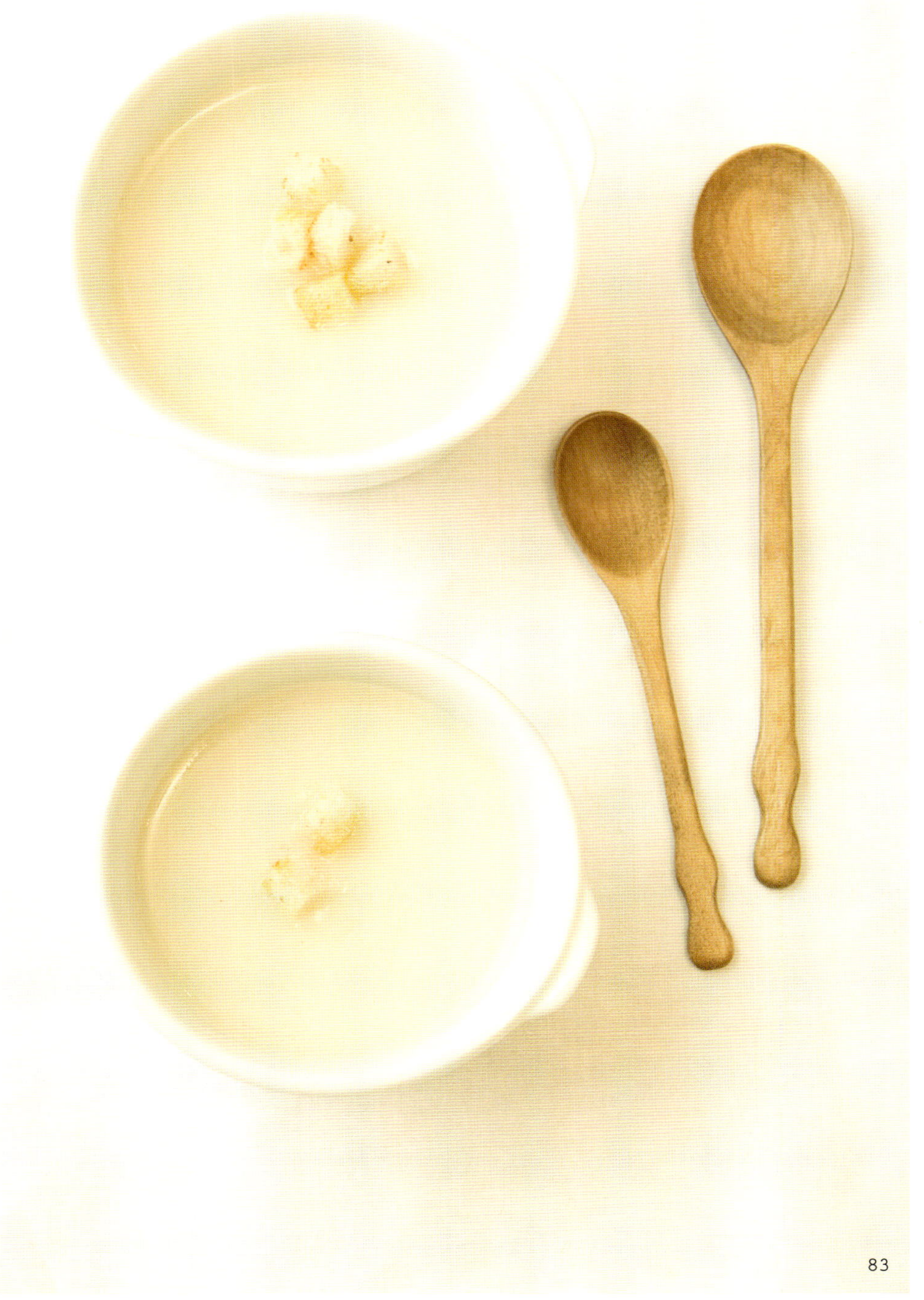

ヒエ粉の量を増やして濃く作ったスープに
野菜のマッシュを混ぜて

ヒエ粉とカボチャのポタージュ

材料(お母さん1人＋赤ちゃん1人分)
ヒエ粉……30g
カボチャ……100g
昆布……5㎝角
自然塩……小さじ1/5＋小さじ2/3
水……1/2カップ＋2カップ

作り方
1. カボチャは適当な大きさに切り、塩小さじ1/5をまぶして、蒸気の上がった蒸し器で5分蒸す。ボウルなどに入れて、水1/2カップを加え、皮ごとマッシュする。
2. 鍋にヒエ粉、水2カップを入れてよく混ぜ、粉を溶かし、昆布を入れて、混ぜながら火にかける。沸騰したら、さらに混ぜながら中強火で5分煮る。
3. 2の火を止めて、1のカボチャと塩小さじ2/3をよく混ぜ、ふたたび火にかけて、2分くらいなじませながらあたためる。

＊ カボチャは皮ごとがおいしさのポイントです。また、カボチャのかわりにニンジンやサツマイモ、豆のマッシュなどを使っても、おいしさのバリエーションが楽しめます。
＊ 先に塩を入れると、ヒエ粉のざらつきが残ってなめらかな食感にならないので、塩は仕上げに入れるのがポイントです。
＊ 昆布はなくてもおいしいですが、入れるとうま味が増しておすすめです。

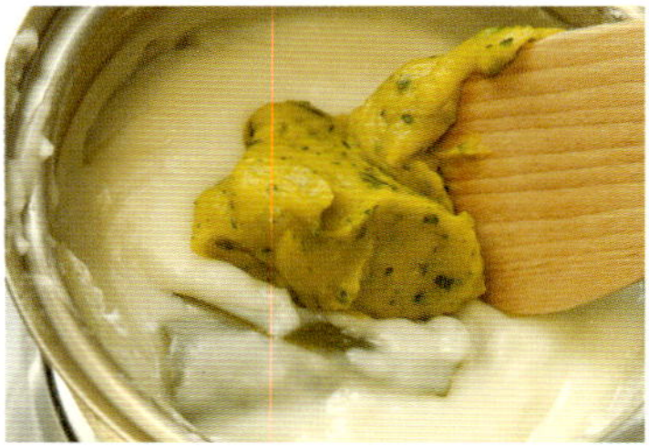

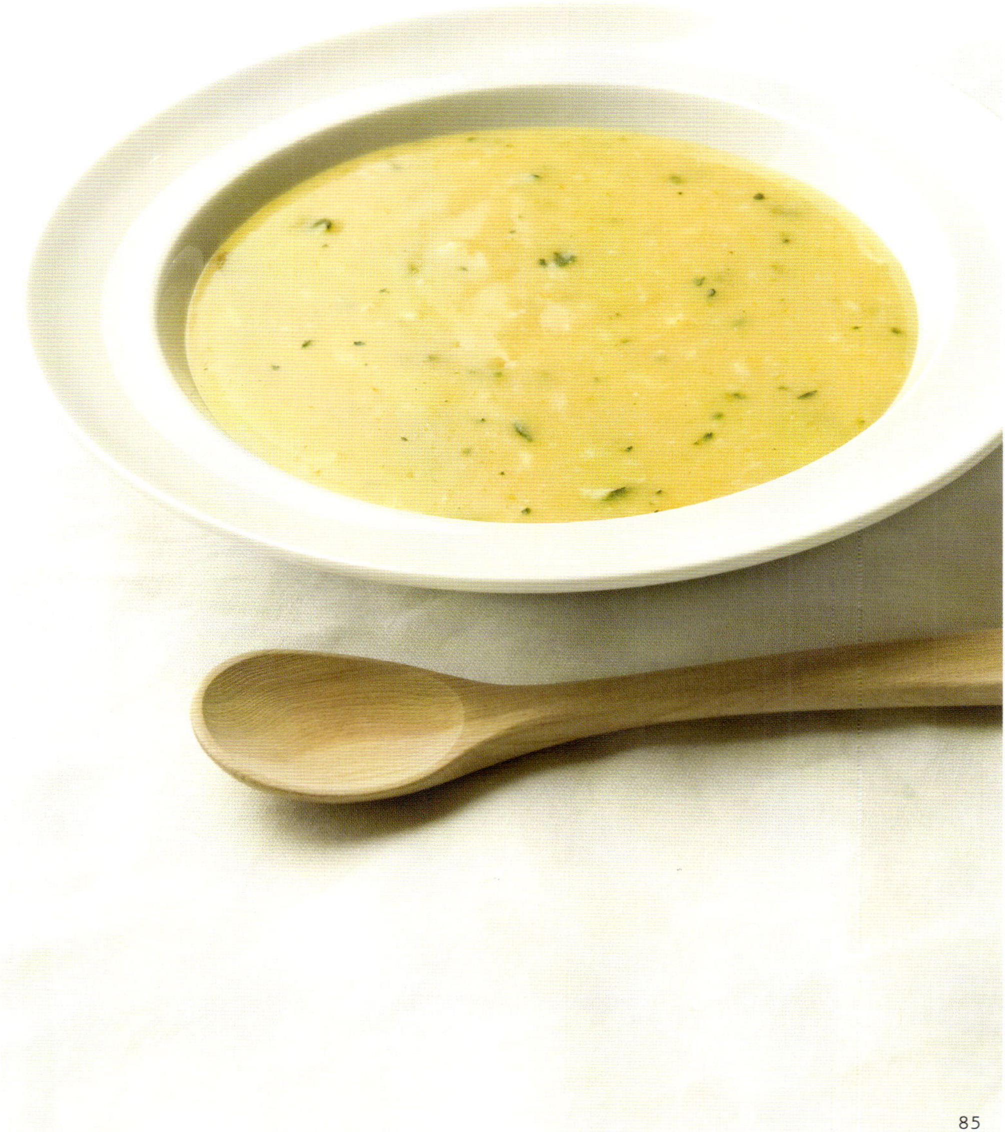

バターも生クリームも小麦粉も使わない
あっという間に作れるホワイトクリームシチュー

ヒエ粉のシチュー

材料（大人2食分＋赤ちゃん1食分：できあがりの量＝約670ｇ）

A
ヒエ粉……55ｇ
タマネギ……150ｇ
シメジ……80ｇ
植物油……大さじ2
水……1と1/2カップ

B
カブ……150ｇ
ニンジン……80ｇ
キャベツ……150ｇ
昆布……5㎝角
水……2と1/2カップ

自然塩……小さじ2

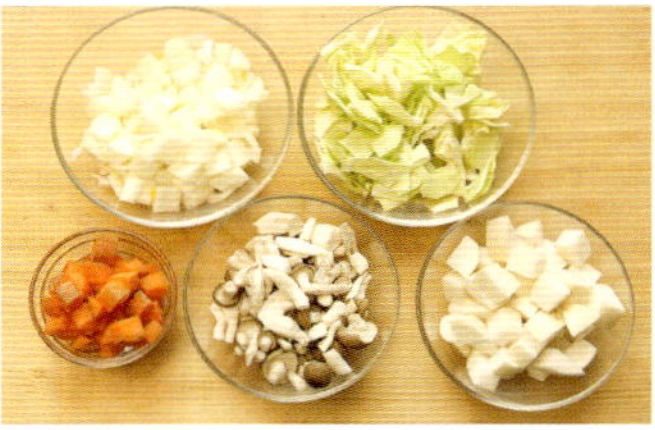

作り方

1. タマネギは一口大に切る（タテに4等分したタマネギをヨコ半分に切り、2つに分けて、外側の大きい方をさらにタテ2つに切る）。シメジはほぐして半分の長さに切る。カブ、ニンジンは皮つきのまま1.5㎝角に切る。キャベツは2.5㎝角に切る。
2. 鍋に1のニンジン、**B**の水2と1/2カップ、昆布を入れて火にかけ、煮立ったらフタをして中強火で7分煮る。
3. 2のニンジンがやわらかくなったら、1のキャベツとカブを入れて、さらに2分くらい煮る（このとき、カブに完全に火が通っていなくてもOK）。
4. 別の鍋に油を熱して、1のタマネギとシメジをさっと炒める。中火にしてヒエ粉を加え、焦げないように粉がハラハラとなるまで約2分炒めて、火からおろす。
5. 4に**A**の水1と1/2カップを一気に入れてよく溶かし、ふたたび火にかけ、強火で混ぜながらとろみがつくまで煮る。
6. 5に3を少しずつ加えながらゆるめていく。塩を加えてフタをして、弱火で約5分煮る。

＊ 先に塩を入れると、ヒエ粉のざらつきが残ってなめらかな食感にならないので、塩は仕上げに入れるのがポイントです。
＊ 昆布はなくてもおいしいですが、入れるとうま味が増しておすすめです。

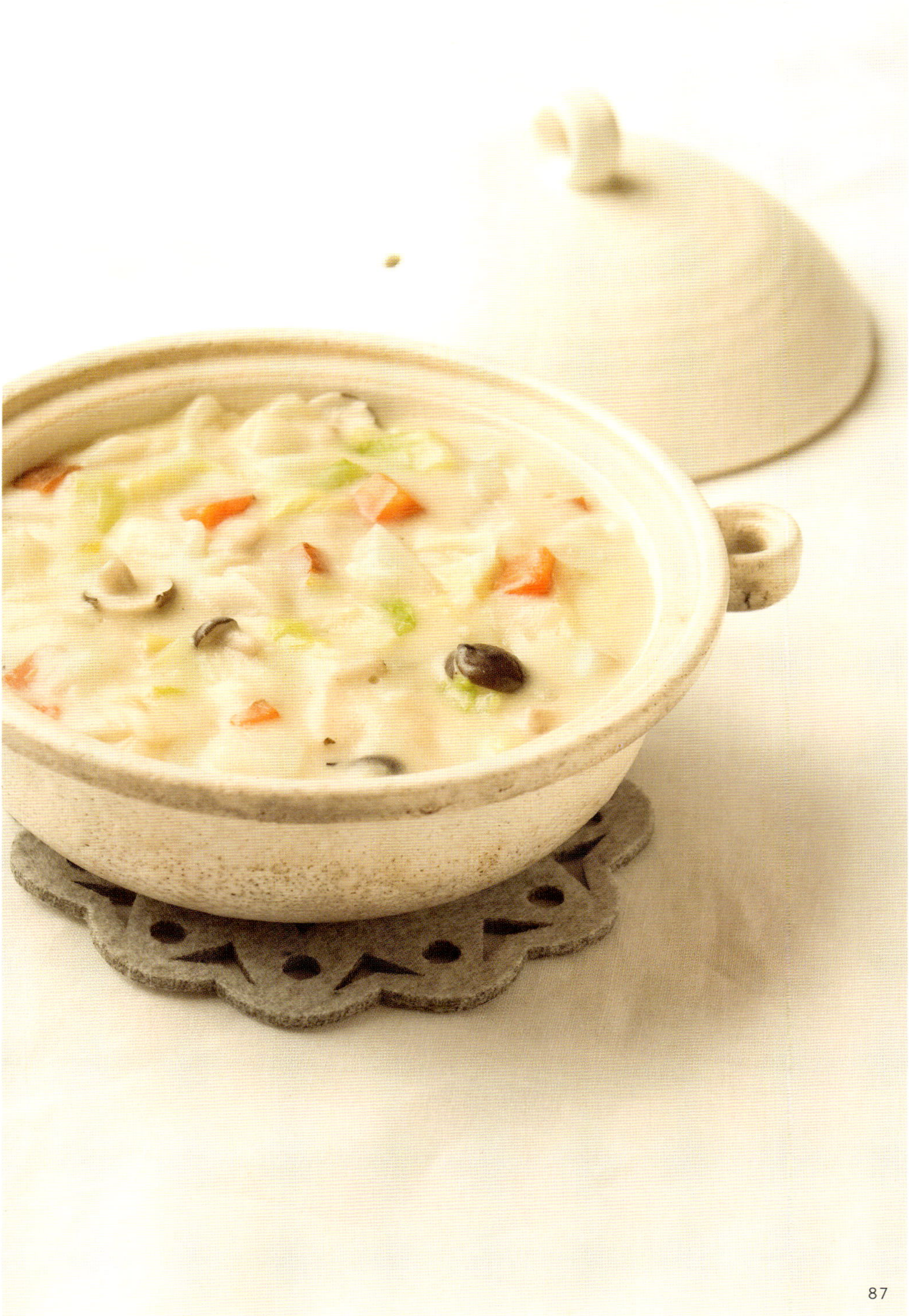

ヒエ粉のシチューの残りで作れてしまう
簡単マカロニグラタンを楽しもう!

ヒエ粉のクリームグラタン

材料（お母さん1人＋赤ちゃん1人分）
ヒエ粉のシチュー（P86）……200ｇ
マカロニ……80ｇ

作り方

1. たっぷりのお湯を沸かし、塩（分量外）を加えてマカロニをゆで、ザルにあげて水気をきる。
2. 1のマカロニとヒエ粉のシチューの半量を混ぜて、耐熱皿に入れ、さらに残りのシチューをかけて、230℃のオーブンで約7分焼く。

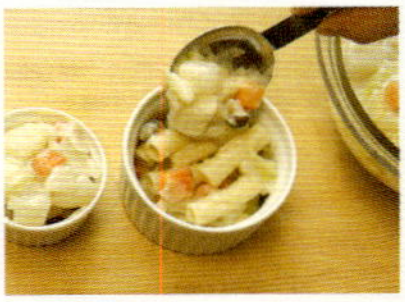

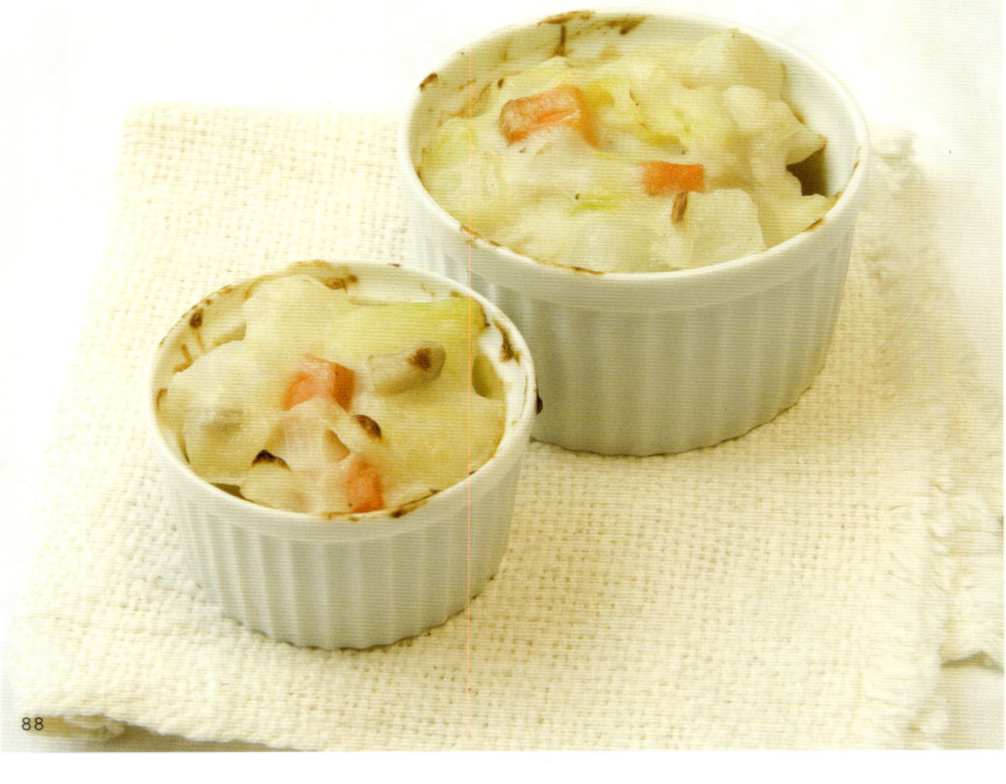

白いシチューから顔を出す
六穀ごはんがうれしい
ごはんグラタン

ヒエ粉のクリームドリア

材料（お母さん1人＋赤ちゃん1人分）

ヒエ粉のシチュー（P86）……250g
六穀ごはん（P10）……160g
焼き塩……少々
香りパン粉
- パン粉……小さじ2
- パセリ（みじん切りにしたもの、ドライのものでもよい）……少々
- 菜種油……少々

作り方

1. 耐熱皿に六穀ごはんを入れ、上から焼き塩をふって、ヒエ粉のシチューをかける。
2. 1にパン粉とパセリを混ぜ、菜種油でしめらせた香りパン粉を散らし、230℃のオーブンで約7分焼く。

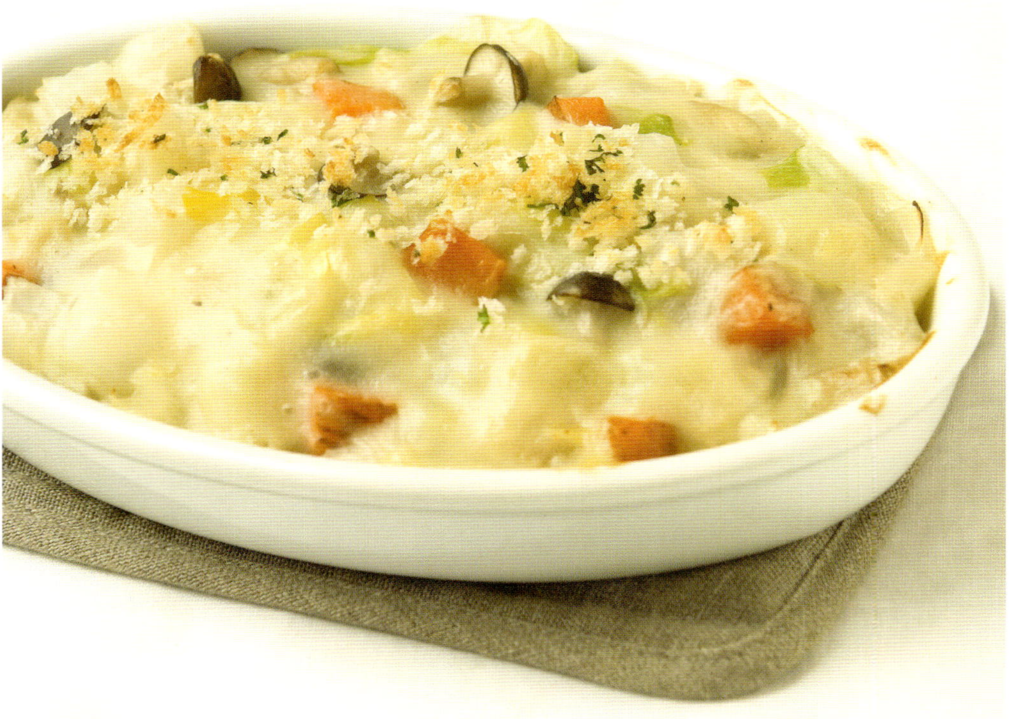

ヒエ粉のシチューと同じ作り方で作れる
野菜いっぱいのテリーヌはごはんがわりになる一品

ヒエ粉のテリーヌ

材料（50ml入るプリン型またはコップ6個分）
ヒエ粉……50ｇ
タマネギ……70ｇ
ニンジン……40ｇ
インゲン……40ｇ
植物油……大さじ1
水……1と1/2カップ
自然塩……小さじ1/2

作り方
1. タマネギは薄いみじん切りに、ニンジンは皮つきのまま5㎜角に切る。インゲンは5㎜幅の小口切りにする。
2. 1のニンジンとインゲンを塩（分量外）少々を加えた熱湯でやわらかくゆでる。
3. 鍋に油を熱し、1のタマネギを入れてさっと炒める。中火にしてヒエ粉を加え、焦げないように粉がハラハラとなるまで約2分炒めて、火からおろす。

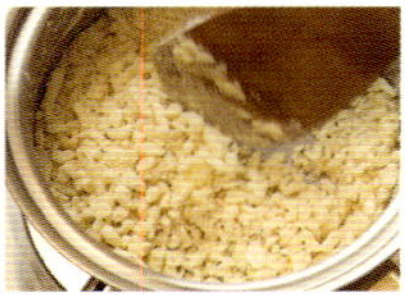

4. 3に分量の水を一気に入れてよく溶かし、ふたたび火にかけ、強火で混ぜながらとろみがつくまで煮る。さらにとろみがゆるみ、ツヤが出てくるまで煮て、味を見てヒエ粉のざらつきがなくなっていたら塩を入れ、さらに1分煮る。
5. 4の火を止めて、2のニンジンとインゲンを入れて混ぜ合わせ、熱いうちに水で濡らした型（またはコップ）に入れて冷ます。冷めたら型から出して、盛りつける。

＊ 先に塩を入れると、ヒエ粉のざらつきが残ってなめらかな食感にならないので、塩は仕上げに入れるのがポイントです。

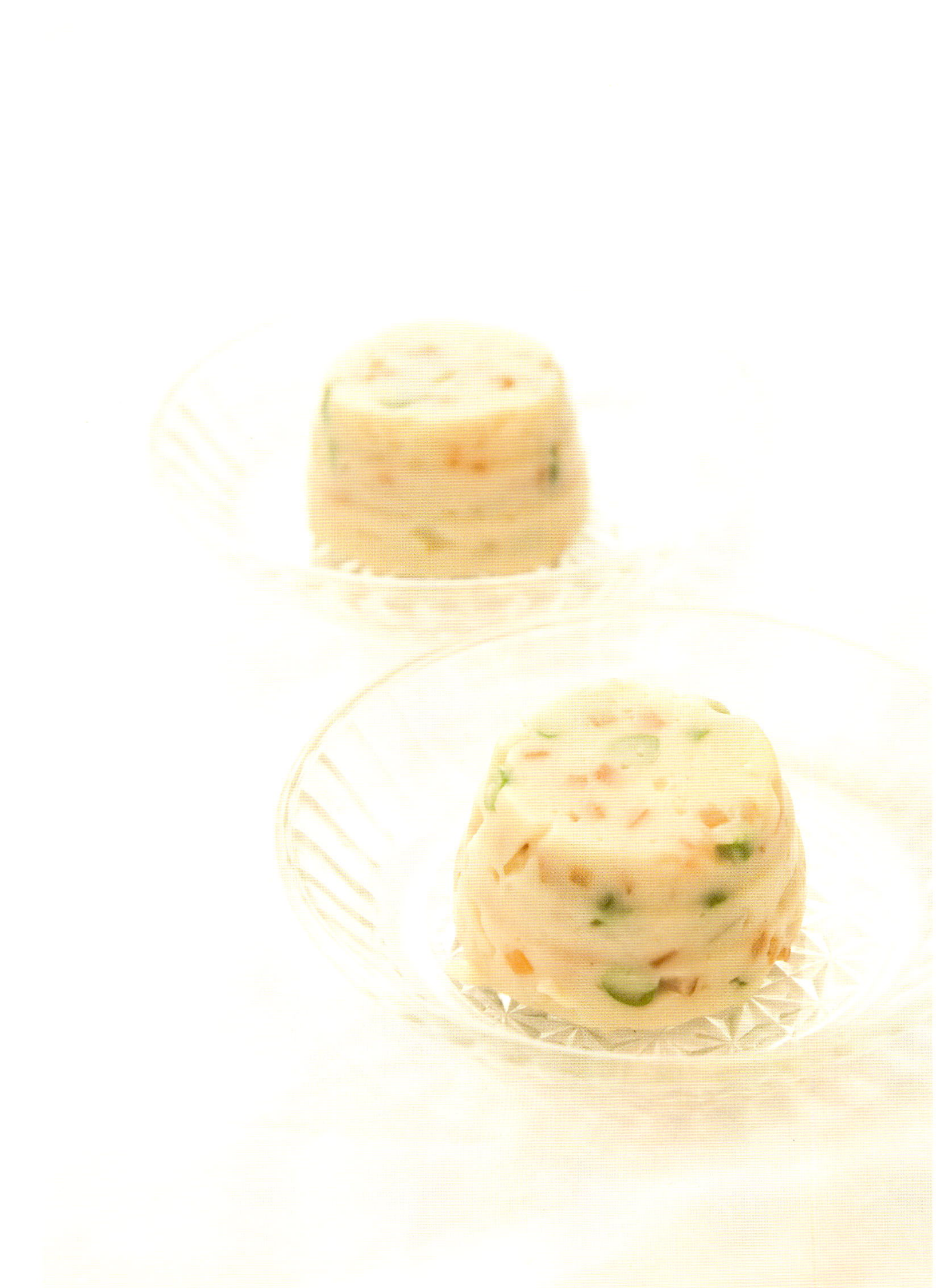

ヒエ粉のテリーヌに衣をつけるだけ
シンプルなのにリッチでとろりとおいしいコロッケに！

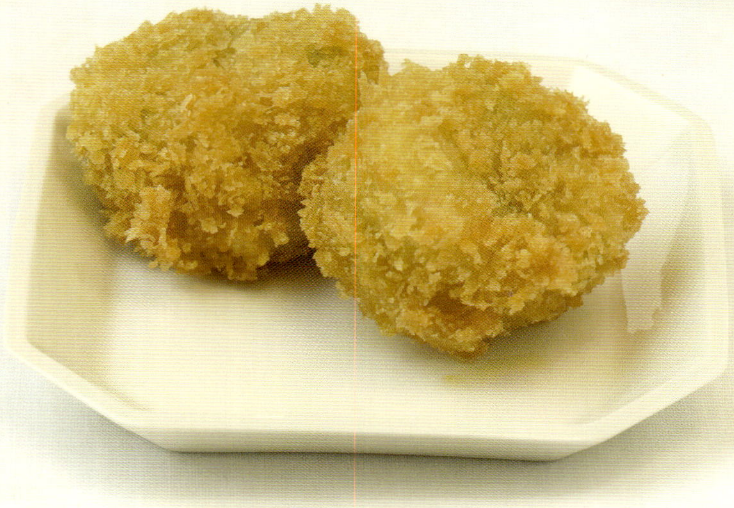

ヒエ粉のクリームコロッケ

材料（6個分）

ヒエ粉のテリーヌ（P90）……全量

溶き粉

- 小麦粉……1カップ
- 自然塩……小さじ1/2
- 水……2/3カップ

パン粉……適量

揚げ油（植物油）……適量

作り方

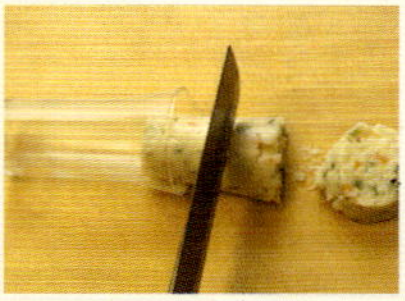

1. 小麦粉に塩を合わせて分量の水を加え、溶き粉を作る。
2. 型に入れて冷ましたヒエ粉のテリーヌを切り分け、1の溶き粉とパン粉を順につけて、180℃の油でカラリと揚げる。

＊ 半分にして、より小さめに作ると、赤ちゃんには食べやすくなり、おすすめです。

卵で作ったものよりおいしいと評判!
ヒエ粉の茶碗蒸しにうどんを入れてボリュームアップ

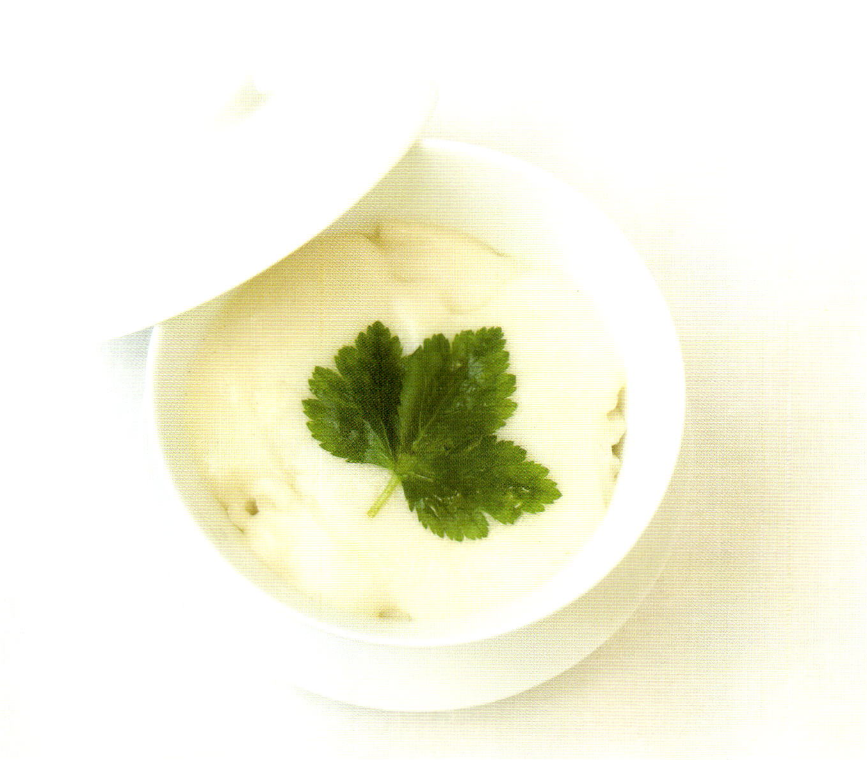

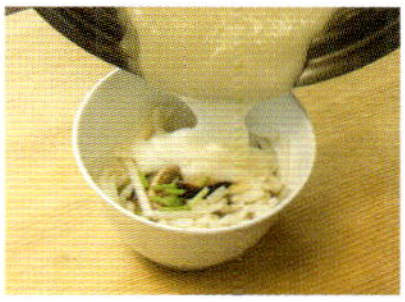

ヒエ粉のうどん入り茶碗蒸し

材料(2人分)
[茶碗蒸しの生地]
ヒエ粉……25g
水……1と1/4カップ
自然塩……小さじ1/2

うどん(ゆでたもの)……40g
シイタケ……大1個(25g)
三つ葉……1本
純米酒……小さじ1
しょう油……小さじ1

作り方
1. シイタケは軸を切り取り、10等分のまわし切りにする。軸は細く裂く。
2. 鍋に1のシイタケと酒を入れ、フタをして火にかける。ときどきゆすりながら弱火で炒る。シューと音がして、水分がなくなったら、しょう油をまわしかける。
3. 器にゆでたうどん、2のシイタケ、1cmの長さに切った三つ葉の軸を入れる。
4. 鍋にヒエ粉と分量の水を入れて火にかけ、強火のまま混ぜながら煮る。だんだんとろみがついてきて、一度かたくなった生地がゆるみ、フツフツとなってきたら、塩を加え、さらにツヤが出てくるまで煮る。
5. 3に4を流し入れ、一度完全に冷ます。
6. 食べる直前に、三つ葉の葉の部分を飾り、蒸し器で10分蒸す。

やさしい味のクリームサラダ
レモンを加えて酸味を利かせたマヨネーズ風も楽しめる

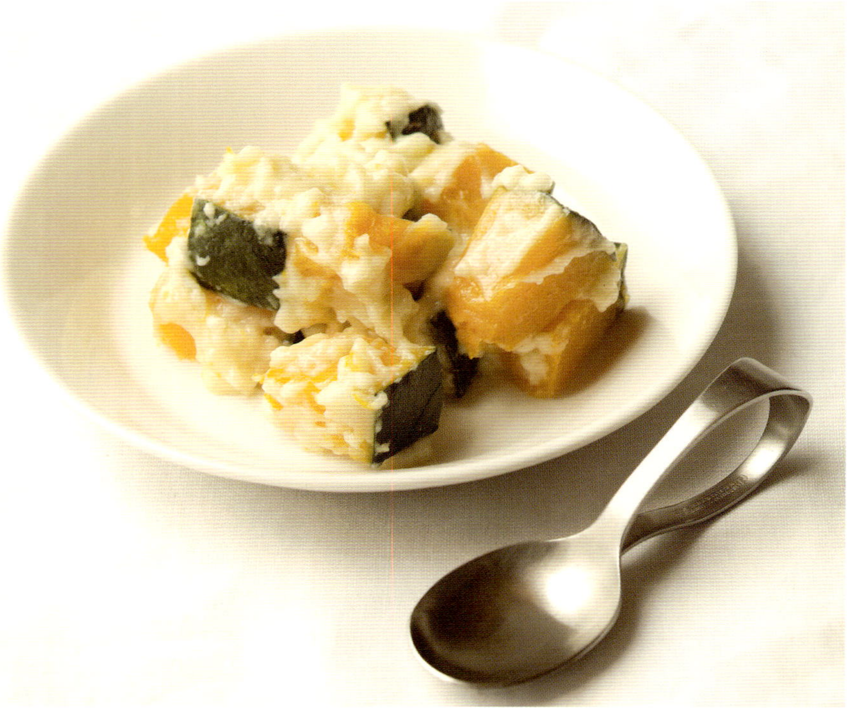

カボチャのヒエ粉クリームサラダ2種

材料(3～4人分)
[ヒエ粉のクリーム]
ヒエ粉……28g
菜種油……大さじ2
水……1カップ
自然塩……小さじ1

カボチャ……200g
自然塩……小さじ2/5＋小さじ1/8
レモンの搾り汁……小さじ1と1/2

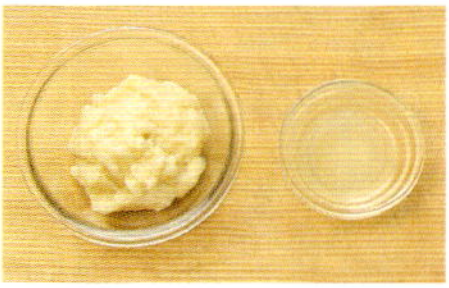

作り方

1. 鍋に菜種油を熱して、油があたたまったらヒエ粉を入れ、約1分間炒める。鍋の中のヒエ粉がプクプクとなり、ヒエ粉の香りがしてきたらOK。
2. 1の火を一度止め、分量の水を一気に加えてよく混ぜ、ふたたび火にかけ、約2分間とろみがつくまで混ぜながら煮る。
3. 2にとろみがつき、ツヤが出てきたら、塩小さじ1を加え、さらに混ぜながら少し煮る。火からおろし、粗熱がとれたら、全体を混ぜながらなめらかなクリーム状にする。
4. カボチャは一口大に切り、塩小さじ2/5をまぶして、蒸気の上がった蒸し器で約10分蒸す。
5. 3の3/4量のヒエ粉のクリームと4のカボチャ3/4量を和える。
6. 3の残り1/4量のヒエ粉のクリームにレモンの搾り汁と塩小さじ1/8を混ぜてヒエ粉マヨネーズを作り、4の残り1/4量のカボチャと和える。

＊ レモンの搾り汁を入れたマヨネーズ風は、大人用のレシピです。

Baby Recipes 2

つぶつぶベビーおやつ

「子どもは甘いお菓子が大好き！」というのは、大人の勝手な思い込みです。赤ちゃんも子どもも、じつはしょっぱいものが大好きなのです。おやつの味の原点は、ごはんや干し柿、ゆで栗、ふかし芋のような天然の食材の甘みを自然塩で引き出した甘さや、おせんべい、昆布や海苔、梅干し、たくあん漬けなどのしょっぱさです。赤ちゃんの味覚を大切にして、白砂糖や人工甘味料などの甘すぎるお菓子は避けましょう。

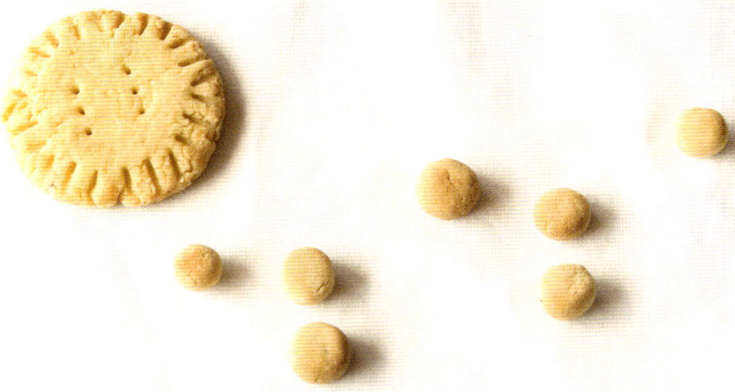

ヒエ粉とアワ粉の焼き菓子4種

エゴマとヒエで栄養バランス満点
知育も発育も応援するおやつです

エゴマボール

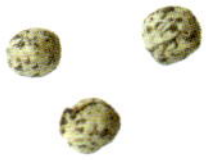

材料（約30個分）
ヒエ粉……25g
エゴマ……20g
レーズン……30個（適宜調整）
自然塩……ひとつまみ
水……大さじ1と1/2

作り方
1. エゴマは煎って、すり鉢で細かくする。
2. ヒエ粉に1のエゴマと塩を混ぜ合わせ、分量の水を加えてよく混ぜる。
3. 2の生地をひとつまみとって、レーズンを1つのせ、包んで直径1.5cmくらいの丸にまとめる。同様にして30個ほど作る（生地の量とレーズンの大きさによって、適宜できあがりの量は調整してください）。
4. 180℃のオーブンで10〜15分焼く。

歯がための時期に最適!
卵いらずのホロホロ甘いボーロ

ヒエボーロ

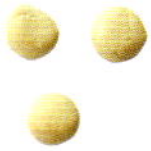

材料（約30個分）
ヒエ粉……25g
自然塩……ひとつまみ
甘酒……20g（大さじ1）

作り方
1. ヒエ粉は鍋に入れて、強火で3分煎る。
2. ボウルに1のヒエ粉と塩を入れて混ぜ、さらに甘酒を加えて、均一になるように混ぜる（このとき、生地は混ぜすぎず、ホロホロとした感じでOK）。
3. 2の生地をひとつまみ取り、直径1cmくらいの丸にまとめる。
4. 150℃のオーブンで10分くらい焼く。

サクッ、ホロリ、甘酒と菜種油を混ぜて作る
腸を元気にするビスケット

アワ粉の甘酒ビスケット

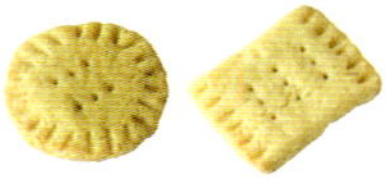

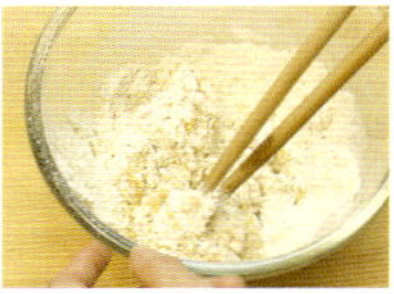

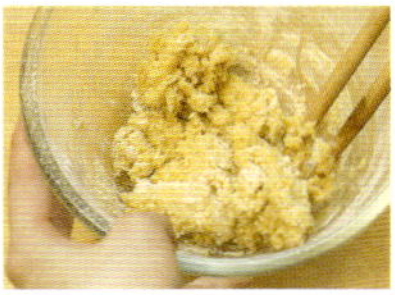

材料（18個分）
アワ粉……20g
小麦粉……80g
自然塩……小さじ1/4
菜種油……30g
甘酒……45g

作り方
1. アワ粉、小麦粉、塩を合わせてふるう。
2. 1に菜種油を加えて箸で混ぜ、さらに甘酒も加えて混ぜて、練らないように生地をひとつにまとめる。
3. 2を18個（1個10g弱）に分け、厚さ5mmの好みの形に成形して、まわりにフォークで飾りを入れる。
4. 160℃のオーブンで15〜20分焼く。

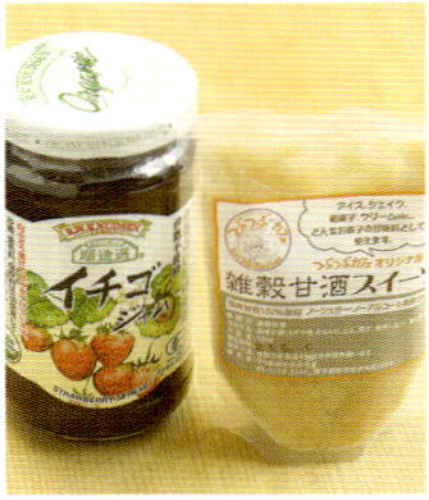

甘酒を無糖ジャムにかえるだけで作れる
フルーティーなビスケット

アワ粉のジャムビスケット

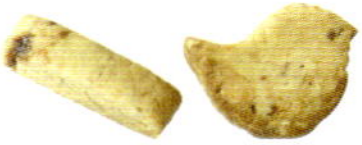

材料および作り方
「アワ粉の甘酒ビスケット」（上記）の甘酒を無糖ジャムにかえるだけで（分量は同じ）、そのほかは同じ材料および分量、同じ作り方でフルーティなクッキーに変身。成形のときに厚さを8mmにして、好みの型で抜く。

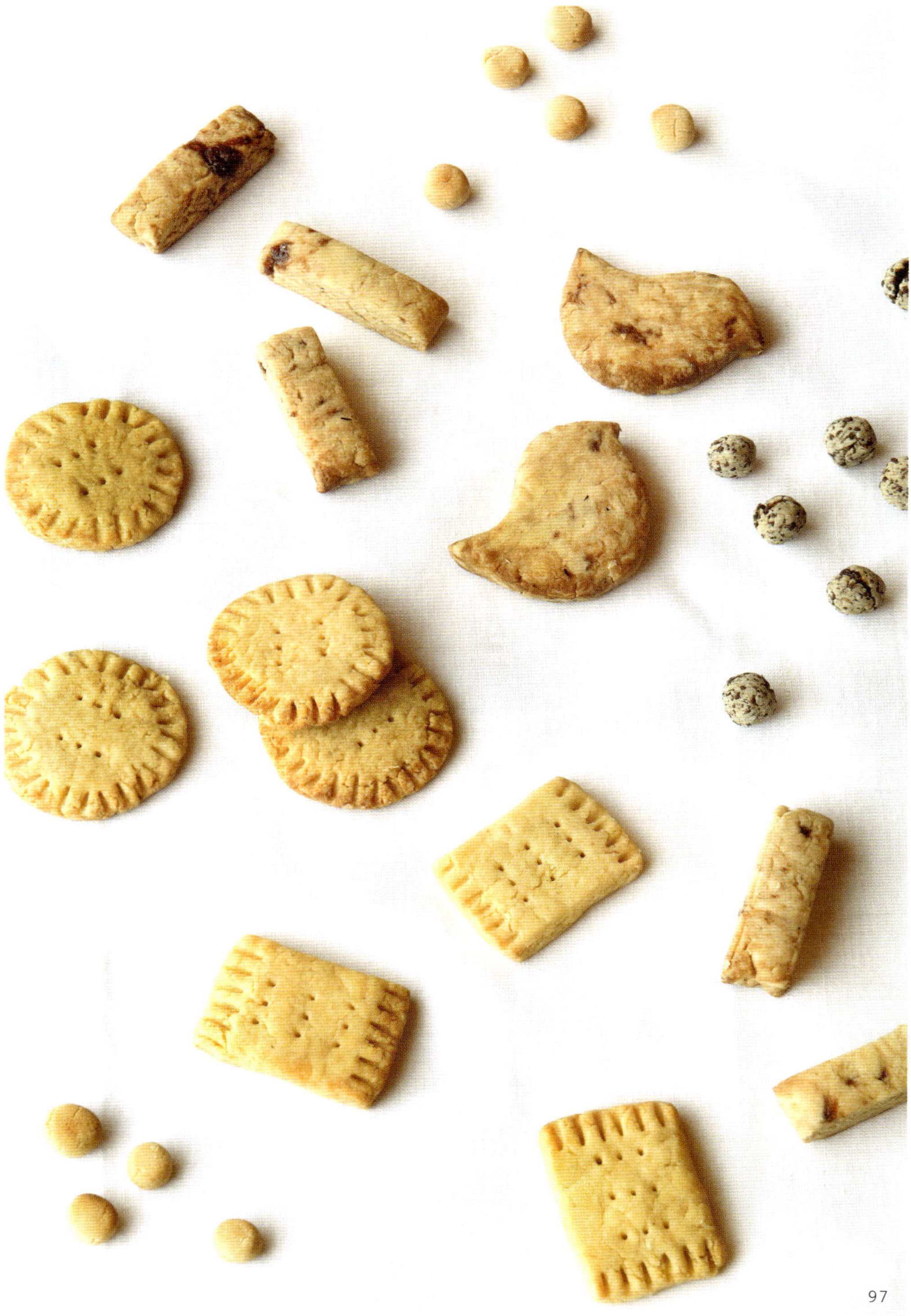

青のり、ゆかり、エゴマ、味噌
ポリポリ食べて栄養バランスもバッチリ

塩味スティッククラッカー4種

材料（各約20本）
［基本の生地＝1単位］×4
ヒエ粉……10g
小麦粉……40g
自然塩……小さじ1/6
菜種油……大さじ1
水……大さじ1と1/2

青のり……小さじ1と1/2
ゆかり……小さじ1
エゴマ……小さじ2
麦味噌……小さじ1と1/2

作り方
1. 4種類の生地をそれぞれ作る。まず、基本の生地のヒエ粉、小麦粉、塩を1単位ずつ合わせてふるう。このうち3単位分には、それぞれに青のり、ゆかり、煎ったエゴマを入れて混ぜる。
2. 1のそれぞれに菜種油を加え、箸でさっと均一に混ぜる。
3. 2にそれぞれ分量の水を全体にふり入れ、箸で一気に混ぜる。麦味噌クラッカーは、このとき、この分量の水に麦味噌を溶いて混ぜる。
4. 練らないようにしながら、それぞれ手でひとつにまとめる。
5. 4をそれぞれ麺棒で6～7㎜の厚さ、8㎝幅にのばす。
6. 5を包丁でそれぞれ5㎜幅に切り分け、180℃のオーブンで8～10分くらい焼く。

＊ 生地は練るとかたくなるので、まとめるだけで、「練らない！ 寝かさない！」が、おいしいクラッカー作りのポイントです。

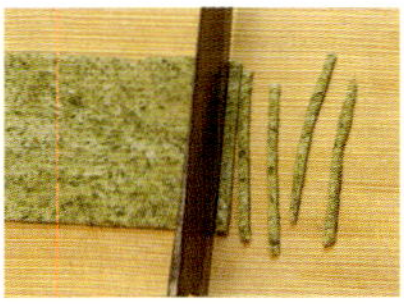

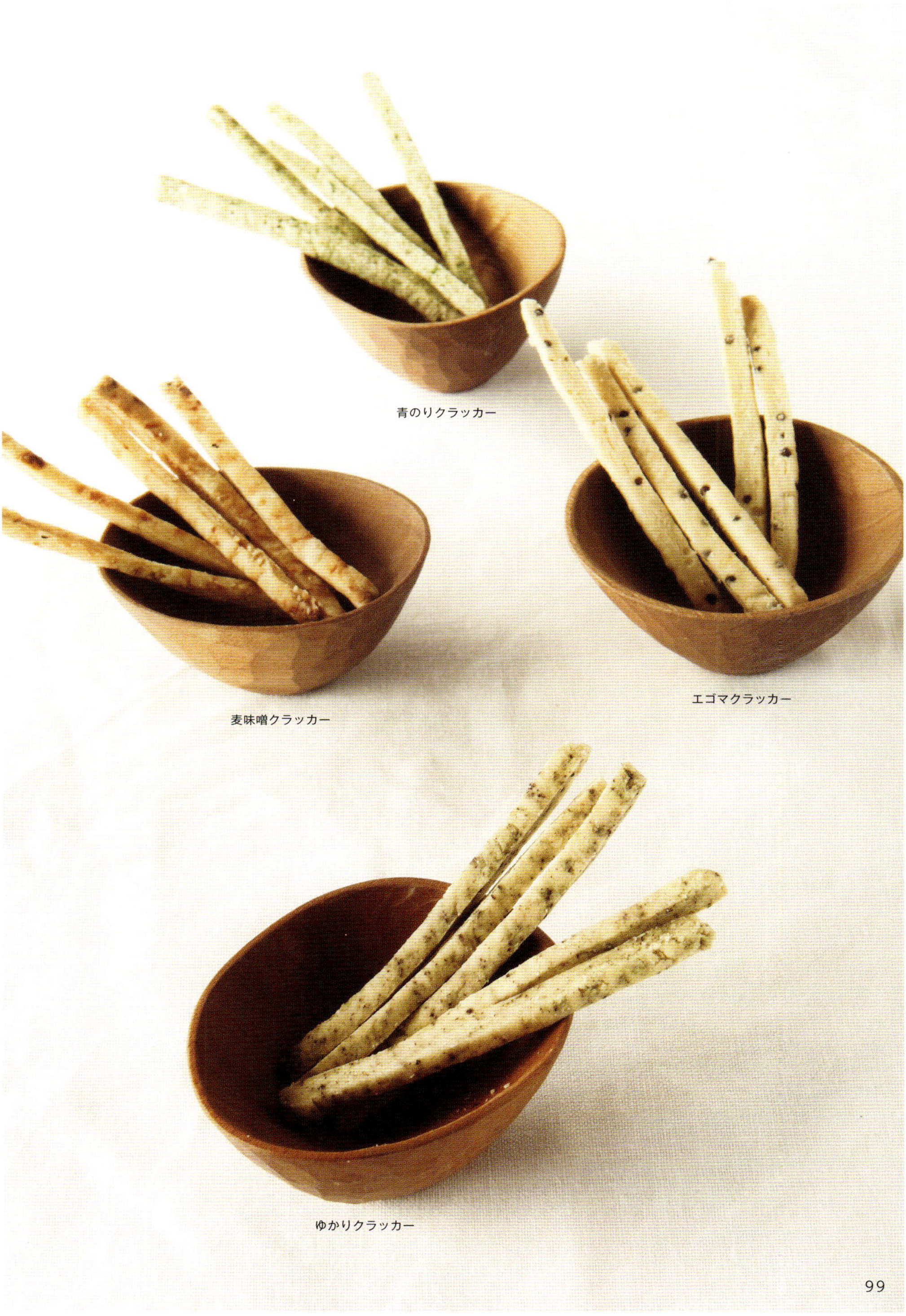

青のりクラッカー

エゴマクラッカー

麦味噌クラッカー

ゆかりクラッカー

プルルン、つるりんなのに
繊維も栄養もたっぷりで体も冷えないなめらかおやつ

つぶプルクリーム

材料(大人2食分+赤ちゃん2~3食分:できあがりの量=約300g)
ヒエ粉……28g(1/4カップ)
リンゴジュース(果汁100%のもの)……1と1/2カップ
自然塩……小さじ1/8

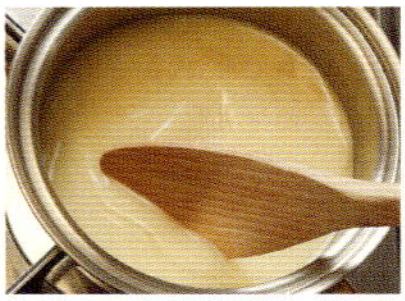

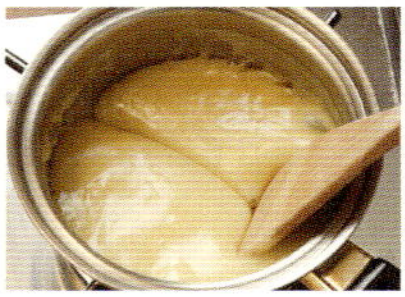

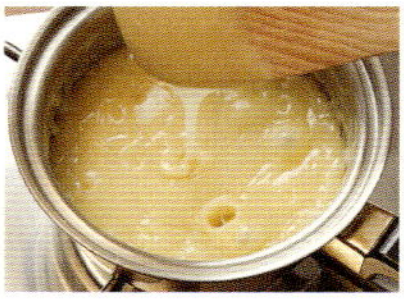

作り方
1. 鍋にヒエ粉とリンゴジュースを入れて火にかけ、強火のまま混ぜながら煮る。
2. 1にとろみがついてきて、一度かたくなった生地がゆるみ、ツヤが出てプクプクと煮え立ったら、塩を加え、さらに30秒ほど煮る。
3. 水で濡らしておいた容器に2を一気にそそぎ、粗熱がとれたら、混ぜながら冷ます。

○ お母さん用には、つぶプルクリーム半量(150g)に皮をむいた甘夏などの柑橘類を100g混ぜ、2つのカップに入れる。
○ 子ども用には、つぶプルクリーム半量(150g)を2~3等分にしてカップに入れ、仕上げにイチゴをのせる。

ハートのつぶプル

少しかためにに作った
つぶプルクリームで
キュートな
ハートのかたちに

材料(10個分)
ヒエ粉……28g(1/4カップ)
リンゴジュース(果汁100%のもの)……3/4カップ
自然塩……小さじ1/8

作り方
1. 鍋にヒエ粉とリンゴジュースを入れて火にかけ、強火のまま混ぜながら煮る。
2. 1にとろみがついてきて、一度かたくなった生地がゆるみ、ツヤが出てプクプクと煮え立ったら、塩を加え、さらに30秒ほど煮る。
3. 水で濡らした型に2を入れて、冷やし固める。

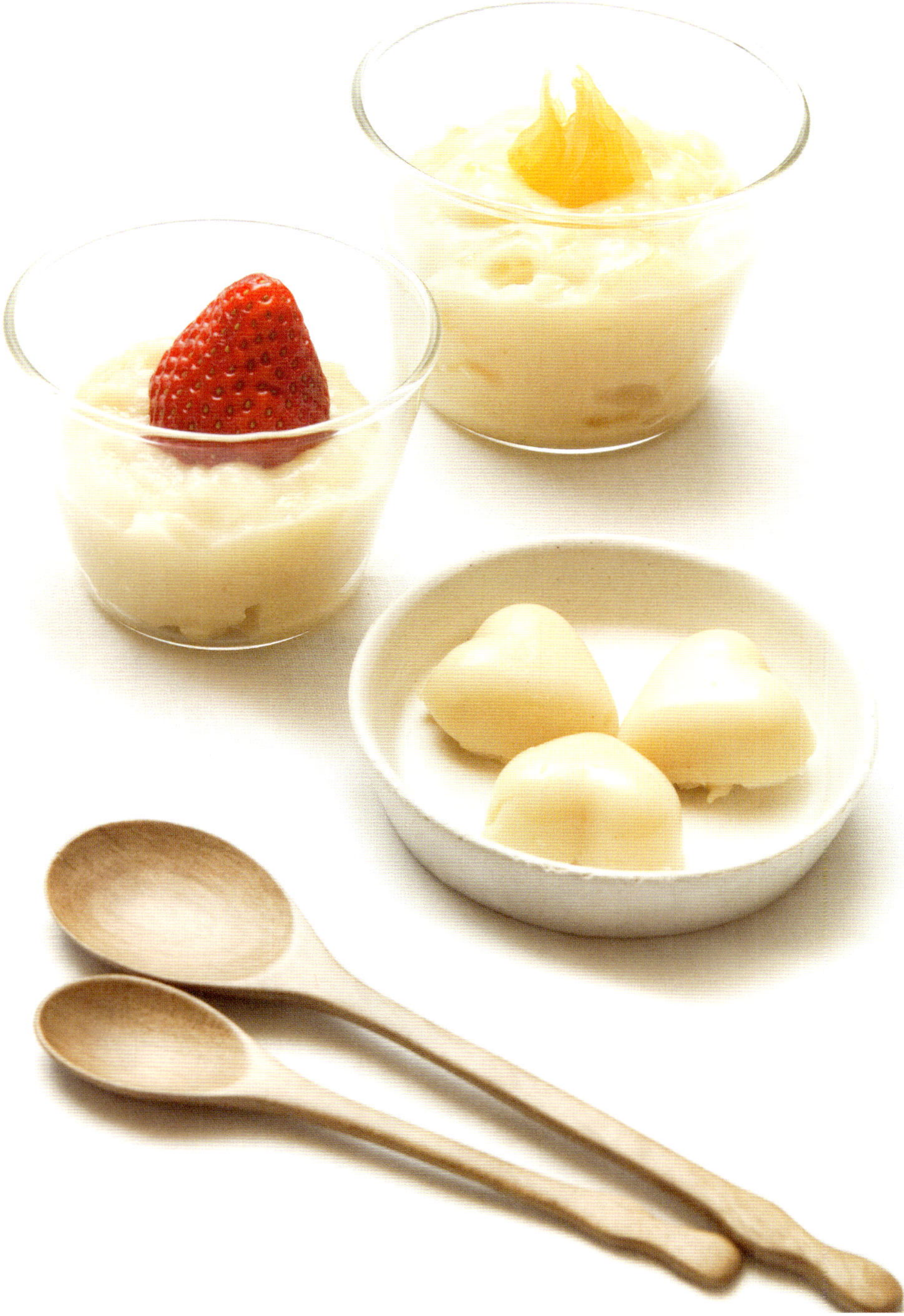

もちキビとカボチャの黄色のコンビで作るきんとんは
そのままごはんがわりにも

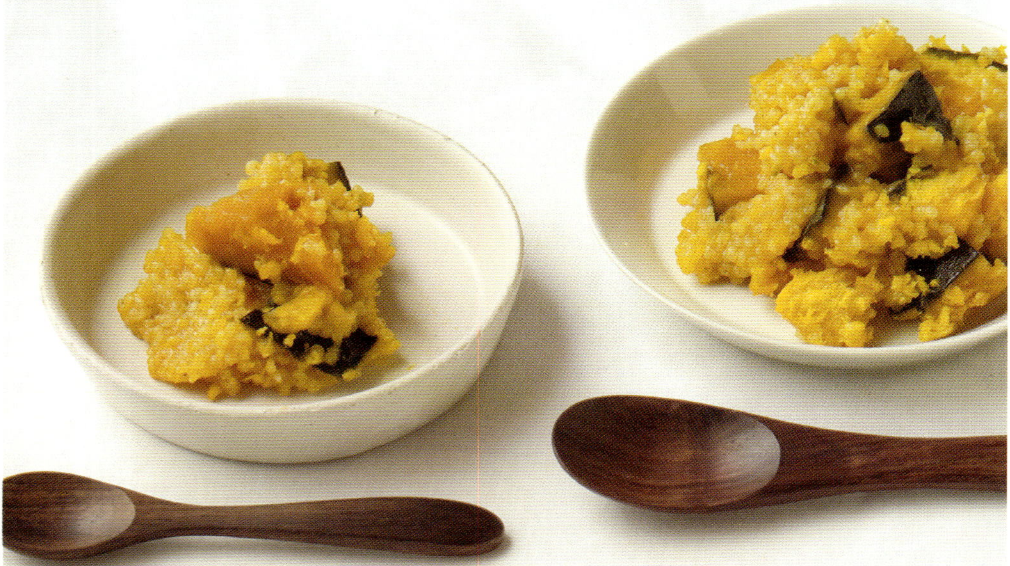

キビカボチャのきんとん

材料（4～5人分）
もちキビ……1/2カップ
カボチャ……250ｇ
リンゴジュース（果汁100％のもの）……1カップ
自然塩……小さじ4/5

作り方

1. もちキビは洗って目の細かいザルにあげ、水をきる。カボチャは2㎝角に切る。
2. 鍋にリンゴジュースと1のカボチャを入れて火にかけ、沸騰したら1のもちキビと塩を入れ、水分がなくなるまで混ぜながら煮る。もちキビが水を充分に吸って、鍋底が見えてきたら、フタをして弱火で15～20分炊く。
3. 炊きあがったら火からおろして10分蒸らし、木べらでさっくり混ぜ、風を入れる。

＊ ヒエやもちアワ、うるちアワでも同じようにおいしく作れます。
＊ リンゴジュースのかわりに水で煮てもOKです。さっぱりとおいしいきんとんになります。

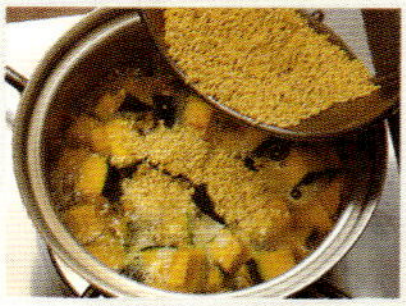

Baby Recipes 3

つぶつぶベビー行事食

子どもの成長を祝う節目節目の行事にも、つぶつぶ流のお祝い料理を。生まれて100日目ごろのお食い初め、初節句は女の子は3月3日の桃の節句、男の子は5月5日の端午の節句、そして、七五三のお祝いと、成長をよろこぶ行事をいつもよりひと手間かけてお祝いしましょう。

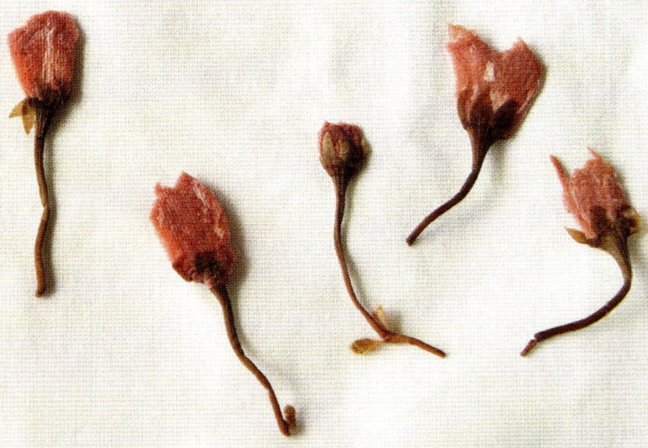

食育もかねた伝統のお祝い行事
大人が基本のお膳を喜んでととのえ、食べるようすが赤ちゃんに伝わります

お食い初め

- アワ小豆ごはん
- カボチャとワカメと高野豆腐の煮物
- お麩と三つ葉のお吸い物
- 香の物
- 甘酒入り紅白団子

お食い初め（おくいぞめ）
正式には「御百日祝い」のことで、生後百日目に行われる。個人差はあるが生後約百日頃に乳歯が生え始めるこの時期に、「一生、食べることに困らないように」との願いを込めて、赤ちゃんに食事を食べるまねごとをさせる儀式が「お食い初め」である。平安時代から続いてきた日本の伝統的な儀式。

アワ小豆ごはん

材料（6人分）
もちアワ……1/2合
小豆……1/3合（50g）
白米……2と1/2合
水……5カップ
自然塩……小さじ1

作り方
1. 鍋に洗った小豆と分量の水を入れて火にかける。煮立ったら、フタをして中火で30分煮る。
2. 1の小豆とゆで汁を分け、ゆで汁はときどきかき混ぜて色を出す。
3. 洗って水をきった白米ともちアワを炊飯器に入れて、2のゆで汁を2と1/2合強の目盛り（目盛りの線の上）まで入れ、小豆と塩を入れて炊く（このとき、小豆のゆで汁がたりなければ、水を加える）。
4. 炊きあがったら、大きくさっくり混ぜ、風を入れる。

カボチャとワカメと高野豆腐の煮物

材料（3～4人分）
カボチャ……150g
高野豆腐……2枚
乾燥ワカメ……5g
水……1/2カップ
しょう油……大さじ1と1/2

作り方
1. カボチャは一口大に切る。高野豆腐は水につけて戻し、よくしぼって一口大のそぎ切りにする。乾燥ワカメは熱湯で戻して水にとり、一口大に切る。
2. 鍋に1のカボチャ、高野豆腐、ワカメを順に重ねて入れ、分量の水としょう油を入れて強火で煮立て、沸騰したらフタをして、中火で少し煮汁が残るまで煮る。

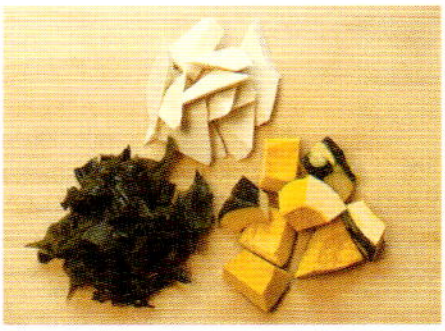

お麩と三つ葉のお吸い物

材料（1人分）
お麩……3～5個
三つ葉……1本
しょう油……大さじ1
熱湯……180ml

作り方
お椀にしょう油、刻んだ三つ葉、戻したお麩を入れて、分量の熱湯をそそぐ。

香の物：棒切りにしたたくあん漬けと梅干し

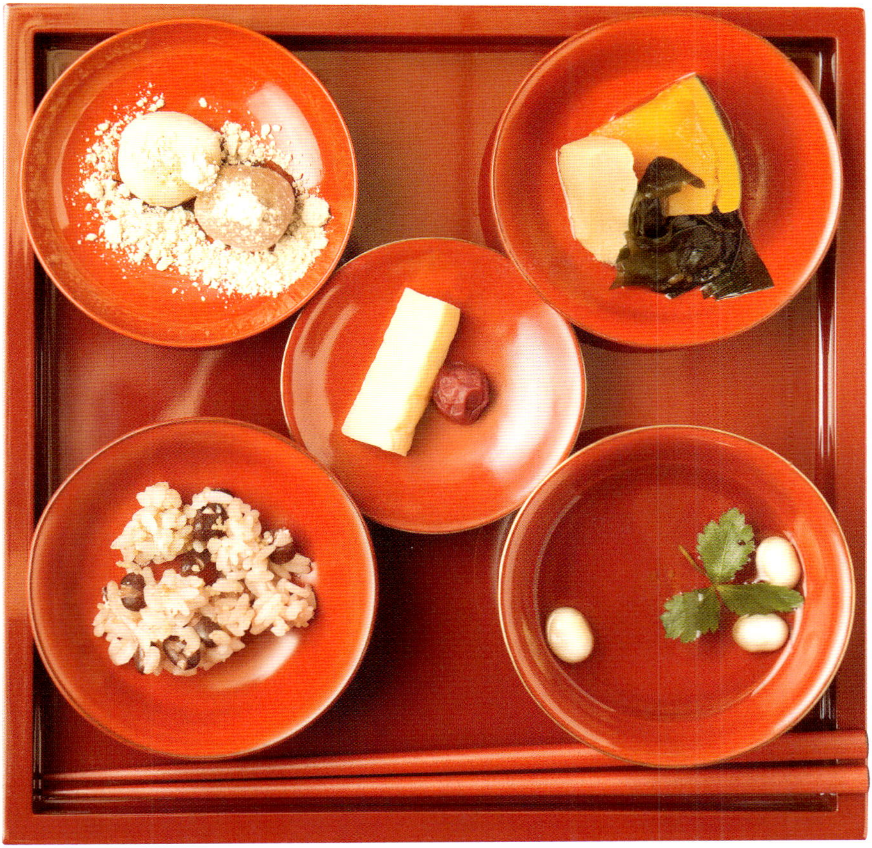

甘酒入り紅白団子

材料（各20個分）

ヒエ粉・高キビ粉……各25ｇ
米粉……25ｇ×2
白玉粉……25ｇ×2
甘酒……40ｇ×2
自然塩……ひとつまみ×2
水……大さじ3×2
黒豆きな粉……適量
米飴……適量

作り方

1. ヒエ粉の団子（白）用に白玉粉25gを水大さじ3で溶き、ヒエ粉25g、米粉25g、塩ひとつまみ、甘酒40gを入れて、よくこねる。高キビ粉の団子（紅）用についても同様にする。
2. 1をそれぞれ20個（1個約8g）に分けて、丸く成形する。
3. 沸騰したお湯に2を入れて、浮いてきてから2分くらいゆでて、冷水にとり、水をきる。
4. 黒豆きな粉は塩ひとつまみ（分量外）を混ぜる。米飴はお湯少々（分量外）でゆるめる。
5. 3の団子に4の米飴ときな粉をかけていただく。

＊ きな粉は塩ひとつまみを加えることで、うま味がアップします。

小さなおにぎりをお雛様に見立てて
桜の花の香りの桜餅がデザート

桃の節句 雛祭り

- おにぎり雛
- 桜餅

桃の節句（もものせっく）
正式には上巳（じょうし）の節句といい、五節句のひとつ。「雛まつり」の起源は、平安時代、京の貴族階級の子女が、天皇の御所を模した御殿や飾りつけで遊んだ「雛あそび」が始まり。以後、人形遊びと節句が結びつけられて行事となり、3月3日（旧暦の3月3日は桃の花が咲く季節であることから）の雛祭りとして発展した。江戸時代頃から女の子の成長を祝う日となった。

おにぎり雛

材料（1対分）

ヒエごはん（P14のもちアワごはんと同じ分量・炊き方）……80g
焼き海苔……1/16枚
黒ごま……4粒
紅生姜……1切れ
青のり……適量
ゆかり……適量
塩入り手水
　水……1/4カップ
　自然塩……小さじ1/3

作り方

1. ヒエごはんは半分に分けて、高さ5.5cm、ヨコ幅4cmくらいの三角形のおにぎりを、塩入り手水をつけて握る。
2. 焼き海苔で男雛、女雛それぞれの髪、黒ごまで目、紅生姜で口を作り、男雛の着物を青のりで、女雛の着物をゆかりで飾る。

桜餅

材料（10個分）

［桜餅の皮］
小麦粉……60g
もち粉……6g
水……3/5カップ（120ml）
桜の花の塩漬け……4g

［小豆あん：できあがりの量＝約200g］
小豆粉……50g
甘酒……100g
自然塩……小さじ1/4
水……1/2カップ

菜種油……適量

作り方

1. 小豆あんは「小豆のねりきり」（P67）の要領で作り、10個（1個約20g）に分けて、俵型に握る。
2. 桜の花の塩漬けを水につけて塩出しし、半量の2gはさっと洗って細かいみじん切りにする。残り2gは飾り用にとっておく。
3. ボウルに小麦粉ともち粉を合わせてふるい、水3/5カップを少しずつ加えながら粉を溶き、最後に2の桜の花のみじん切りを混ぜる。
4. フライパンに菜種油をうすくひき、あたためて（目安は170℃）、2の飾り用の桜の花を1つ置いて、そこに3の生地大さじ1弱を楕円にのばす。
5. 4の生地の色が全体に変わって端がヒラヒラと浮いてきたら、裏返して片面もさっと焼く。
6. 5の桜のついた面を外側にして1のあんを包む。

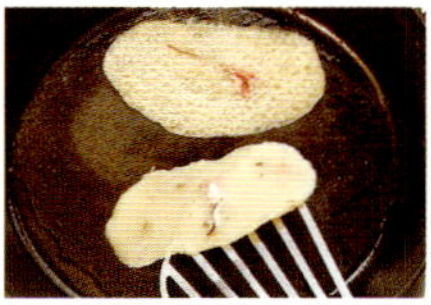

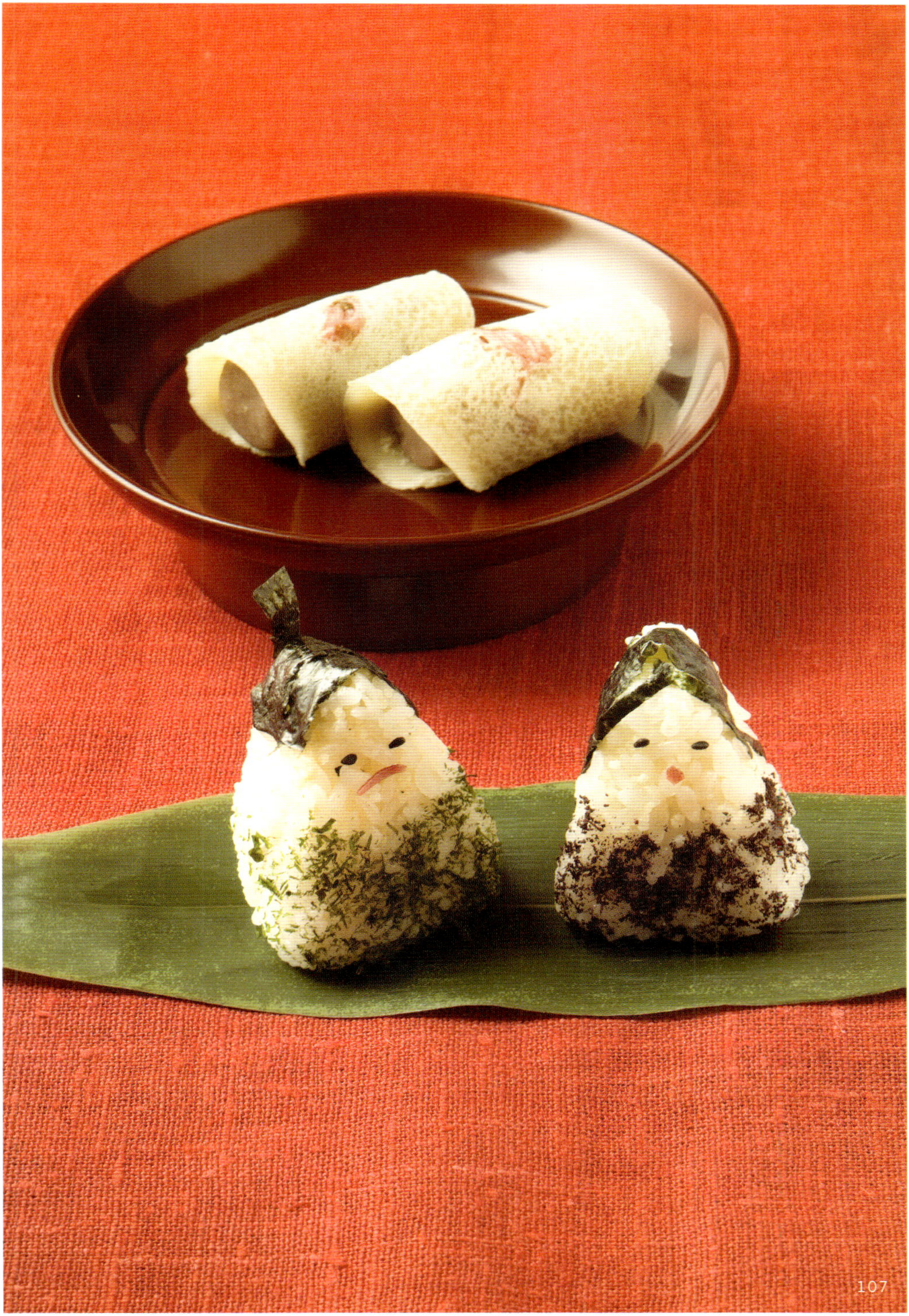

ほんのり甘いアワそぼろのスクエアお寿司
もちろん柏餅も手作りで

端午の節句 こどもの日

- アワそぼろの押し寿司
- 味噌風味の小豆あん柏餅

端午の節句(たんごのせっく)
上巳の節句(桃の節句)同様に五節句のひとつ。菖蒲の節句ともいう。現在では、国民の祝日「こどもの日」でもある。鎌倉時代頃から「菖蒲」が「尚武」と同じ読みであること、また、菖蒲の葉が剣の形を連想させることなどから、端午は男の子の節句とされ、男の子の成長を祝い、健康を祈るようになった。この日に柏餅を食べる風習は、日本独自のものといわれる。柏は新芽が出るまで前の古い葉が落ちないことから「家系が絶えない」という縁起物として広まった。

アワそぼろの押し寿司

材料(12×7.5×4.5cmの流し缶1個分)
もちアワごはん(P14)……150g
アワそぼろ＊……60g
キヌサヤ……3本
紅生姜……4g

作り方
1. キヌサヤは塩ひとつまみ(分量外)を入れた熱湯でゆでて、5mm幅の斜め切りにする。紅生姜はみじん切りにする。
2. 水で濡らした流し缶にもちアワごはんを敷き詰め、平らになるように押し、アワそぼろを上にのせ、さらに押す。
3. 2を型から出して、水で濡らした包丁で6等分に切り、1のキヌサヤと紅生姜を菖蒲に見立てて飾る。

＊アワそぼろ

材料(できあがりの量＝約200g)
炊いたうるちアワ(P27)……120g
植物油……大さじ2
リンゴジュース(果汁100%のもの)
……1カップ
しょう油……小さじ1/2
自然塩……小さじ1/3

作り方
1. 鍋に油を熱して、炊いたうるちアワを炒め、リンゴジュースを加えて強火で煮立て、フタをして中火でジュースが半量になるまで煮詰める。
2. 1にしょう油と塩を入れて、さらに煮汁がなくなるまで、ときどき木べらでほぐしながら煮る。

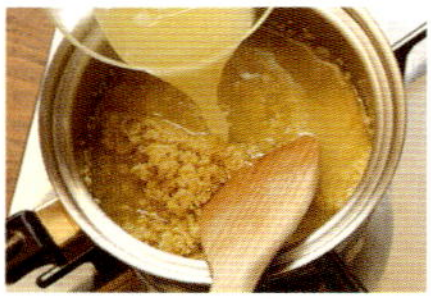

味噌風味の小豆あん柏餅

材料(3個分)
ヒエ粉……25g
米粉……25g
白玉粉……25g
甘酒……40g
自然塩……ひとつまみ
水……大さじ3
柏の葉……3枚

[味噌風味の小豆あん]
小豆あん(P106)……60g
麦味噌……3g

作り方
1. 白玉粉を分量の水で溶き、ヒエ粉、米粉、甘酒、塩を入れて、よくこねる。
2. 1を3つに分けて、平らな楕円形に成型する。
3. 沸騰したお湯に2を入れて、浮いてきてから2分くらいゆでて、冷水にとり、水をきる。
4. 小豆あんに麦味噌を混ぜて味噌風味の小豆あんを作り、3つに分けて丸める。
5. 3に4のあんをのせて2つに折って包み、柏の葉で包む。

＊ 柏の葉は、お湯で煮て戻し、水につけておいてから使います。

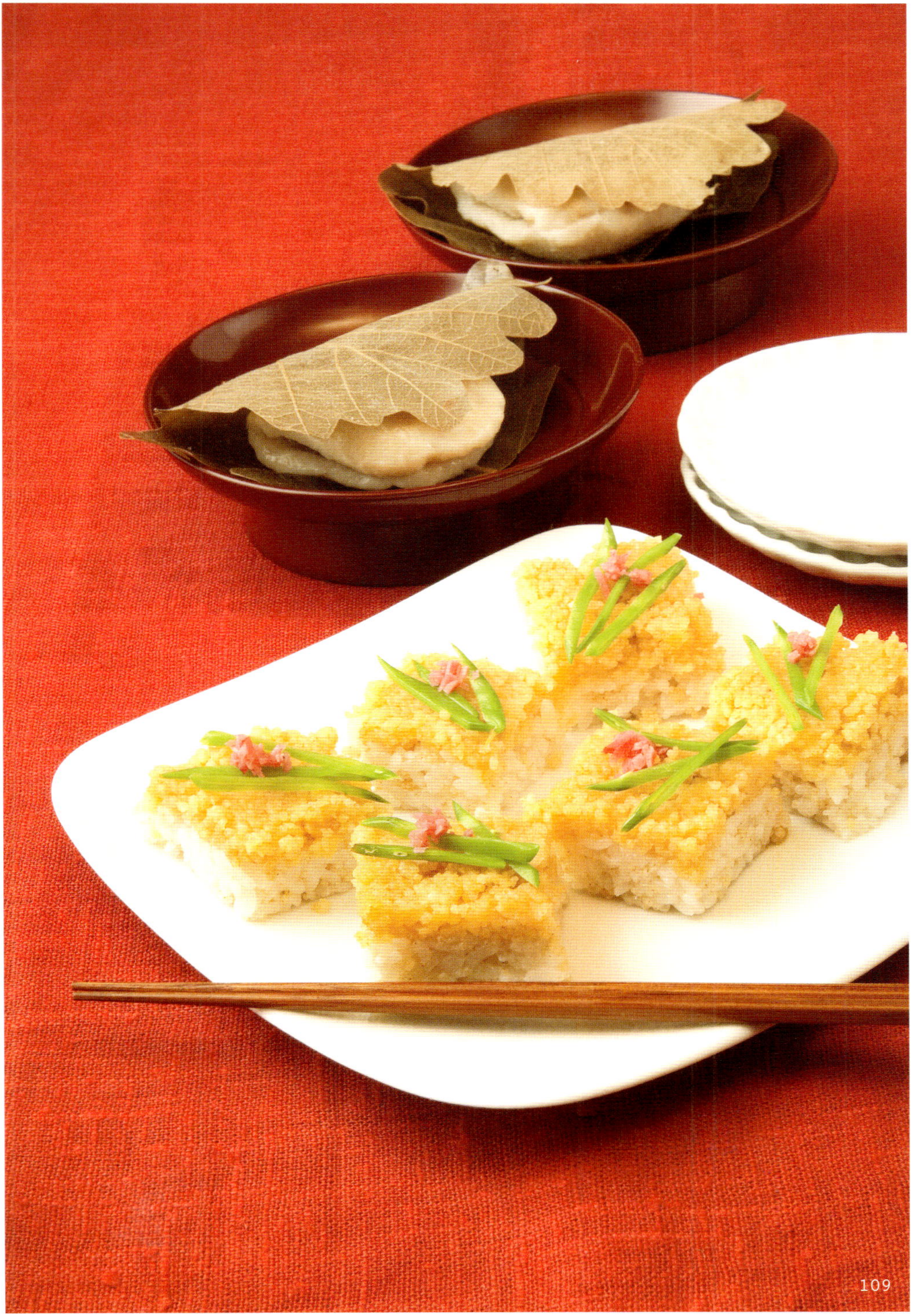

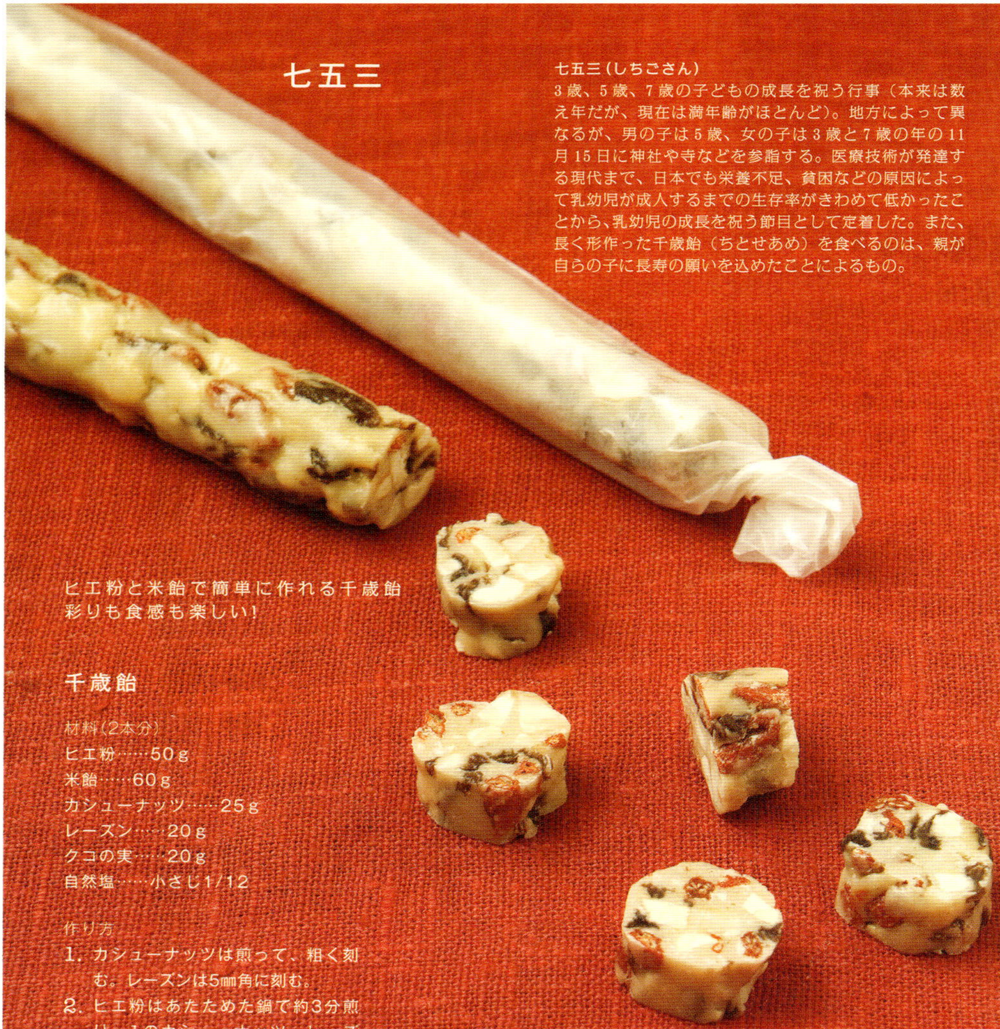

七五三

七五三(しちごさん)

3歳、5歳、7歳の子どもの成長を祝う行事（本来は数え年だが、現在は満年齢がほとんど）。地方によって異なるが、男の子は5歳、女の子は3歳と7歳の年の11月15日に神社や寺などを参詣する。医療技術が発達する現代まで、日本でも栄養不足、貧困などの原因によって乳幼児が成人するまでの生存率がきわめて低かったことから、乳幼児の成長を祝う節目として定着した。また、長く形作った千歳飴（ちとせあめ）を食べるのは、親が自らの子に長寿の願いを込めたことによるもの。

ヒエ粉と米飴で簡単に作れる千歳飴
彩りも食感も楽しい!

千歳飴

材料(2本分)

ヒエ粉……50g
米飴……60g
カシューナッツ……25g
レーズン……20g
クコの実……20g
自然塩……小さじ1/12

作り方

1. カシューナッツは煎って、粗く刻む。レーズンは5㎜角に刻む。
2. ヒエ粉はあたためた鍋で約3分煎り、1のカシューナッツ、レーズン、クコの実と塩を混ぜておく。
3. 小鍋をキッチンスケールの上に置いて、米飴60gを計量しながら直接入れる。
4. 3の米飴を火にかけて、まわりがブクブクと泡立ってきたら、2を入れて混ぜる。一度火からおろして、粉っぽさがなくなるまでよく混ぜ、ふたたび火にかけて、混ぜながら少しあたため、2つに分けてクッキングシートの上に出す。
5. 4が熱いうちに、手水をつけた手で直径2㎝の棒状に成形する。

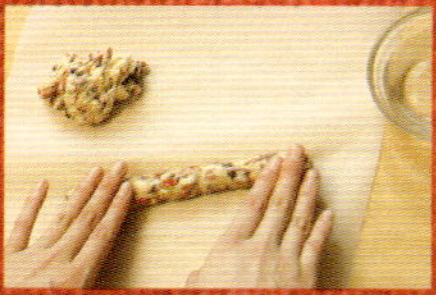

Baby Recipes 4

赤ちゃんをやさしく守る
キッチン野菜と果物の手当て法

熱、咳、鼻水、嘔吐、下痢など、病気の症状と思われているものの多くが、じつは、体の適応反応なのです。もちろんすべてではありませんが、だいたいの症状は、放っておくと長くても3日くらいで治ります。熱があっても咳をしていても、機嫌がよければ、普通に接していて大丈夫。むしろ、「あらたいへん！」とお母さんが不安をあらわにすると、子どもの症状は重くなってしまいがちです。「体ががんばっているから応援してあげようね！」「大丈夫、大丈夫！」と声をかけて、まずは身近な野菜や果物などを使って手当てをしてあげると、気持ちよく時が過ぎ、その間に治癒力も高まります。そして、手当てのたびに、お母さんへの信頼と自分の体への信頼が育ちます。

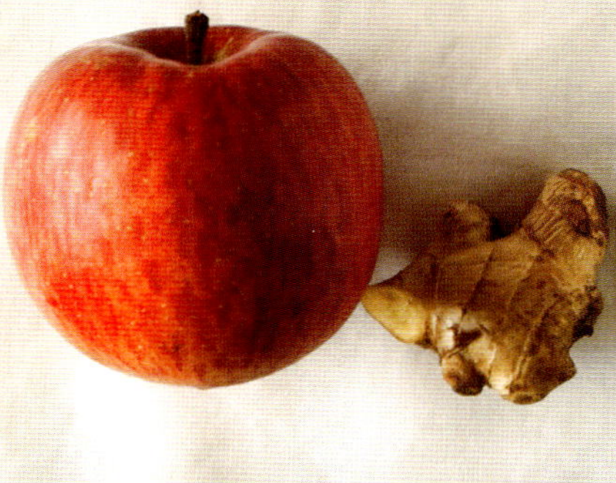

＊ P112～115までの手当て法は、昔から広く行われてきた民間療法的なものであり、また、体質や体調、効果には個人差があるため、完全な効果を保証するものではありません。まずは体の具合をよく観察し、症状の改善にお役立てください。

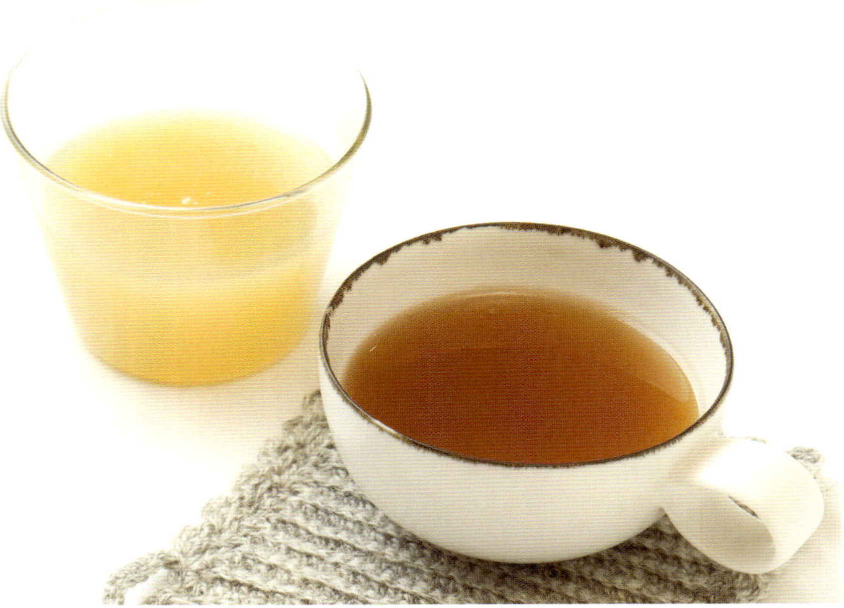

飲んで治す

体調をととのえるおいしい“くずドリンク”２種

くずネクター

期待できる効果など

・体にこもった微熱を下げる
・胃腸を元気にする

材料（お母さん1人＋赤ちゃん1人分）
くず粉……小さじ2（7ｇ）
リンゴジュース（果汁100％のもの）
……1カップ
自然塩……小さじ1/8

作り方

1. 鍋にくず粉、リンゴジュース、塩を入れてよく混ぜ、くず粉を溶かす。
2. 1をかき混ぜながら、強火にかける。
3. 2が乳白色から透明になって、とろみがつくまで、かき混ぜながら煮る。
4. 3を火からおろし、器にそそぐ。
5. 少し冷ましてから飲む。

＊ 冷やして飲む場合は、くず粉を5gにします。ホットでもコールドでもおいしいです。

しょう油くず湯

期待できる効果など

・風邪のひきはじめ
・解熱（発汗作用）
・吐いた後や下痢のときに胃腸をおだやかにやわらげる

材料（お母さん1人＋赤ちゃん1人分）
くず粉……大さじ1（10ｇ）
水……1カップ
しょう油……大さじ1

作り方

1. 鍋にくず粉と分量の水を入れてよく混ぜ、くず粉を溶かす。
2. 1をかき混ぜながら、強火にかける。
3. 2が乳白色から透明になって、とろみがつくまで、かき混ぜながら煮る。
4. 3を火からおろし、しょう油を入れて混ぜる。
5. 少し冷ましてから飲む。

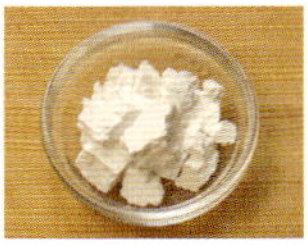

＊お母さんも一緒に飲んで、体調をととのえましょう。

食べて治す

熱や風邪に効果抜群！
おやつ感覚で楽しめる魔法の"くずゼリー"

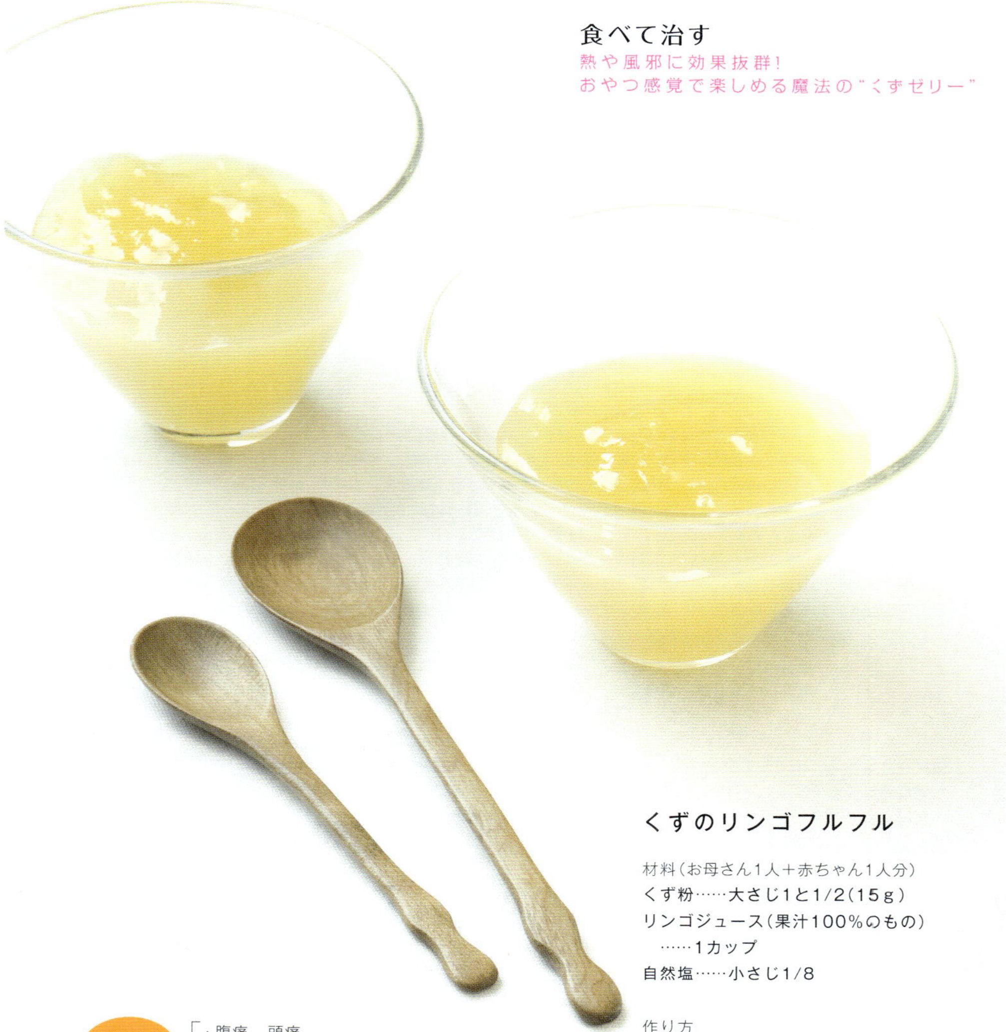

くずのリンゴフルフル

材料（お母さん1人＋赤ちゃん1人分）
くず粉……大さじ1と1/2（15g）
リンゴジュース（果汁100%のもの）
……1カップ
自然塩……小さじ1/8

作り方

1. 鍋にくず粉、リンゴジュース、塩を入れてよく混ぜ、くず粉を溶かす。
2. 1をかき混ぜながら、強火にかける。
3. 2が乳白色から透明になって、とろみがつくまで、かき混ぜながら煮る。
4. 3を火からおろし、水でぬらした器に入れる。

＊ ほっぺの赤い熱は、むしろ元気の証拠。体の適応反応、成長過程の排出であることがほとんどです。
＊ おやつとしても楽しめるおすすめレシピです。

期待できる効果など
・腹痛、頭痛
・風邪の症状をやわらげる
・ほっぺの赤い熱に

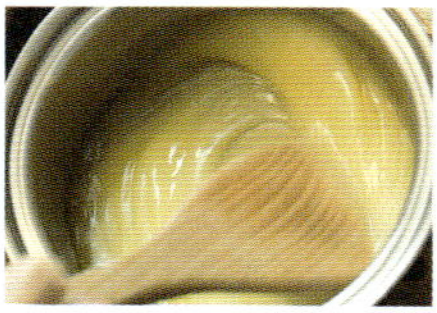

おわりに

３０歳のときに、つぶつぶ雑穀食に切り替えたら、「こんな時代に赤ちゃんなんか産むのは無責任！」と思っていた私が、「赤ちゃんは自分で産むんじゃない、天からやってくるものなんだ！」と、急に意識が変わりました。そして、「ただ、産みたい！」という気持ちになったのです。気がつくと、すぐに赤ちゃんがやってきました。そして、ハッと気がついたのです。

「赤ちゃんを迎える場所が病院というのは、どうも不自然。このまま、この暮らしの中で、誕生の時を迎えたい！」

つぶつぶ雑穀食のおかげで、つわりもなく、快適なマタニティライフを過ごすことができ、そして、自宅で家族みんなで迎えたわが子の誕生は、ほんとうに自然で、よろこびに満ちていました。

赤ちゃんは、自分の力でぐるぐると回転して出てきました。最初のひと泣きのあとは、すやすやと眠り、羊水をポコッと吐いたり、緑色の便を出して、この世界に適応するためのものすごい営みを、なんとも自然に行っていきます。とうの赤ちゃんは、どこ吹く風。そして、２日ほどして、赤ちゃんが泣き声をあげたのです。そうすると、私の胸がふくらんでいました。

初乳を飲んだ赤ちゃんは、それから驚くほどの勢いで成長。自然の力を信頼して、まかせて生きる、らくちん子育てのスタートはこんな風に始まったのです。

多くのお母さんたちが直面している体の不調や食の不安、そして、調理のわずらわしさなどから、こんなに自由な食事、そして、驚くほど手のかからない心安らかな赤ちゃんとの暮らしがあることを、一人でも多くの女性たちに伝えたいと思っています。

大谷ゆみこ

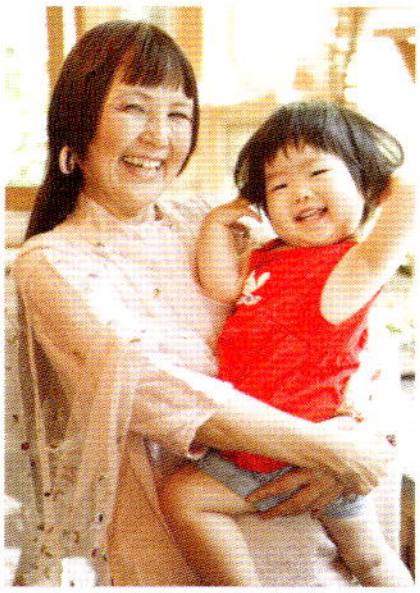

大谷ゆみこ

暮らしの冒険家・雑穀料理家

雑穀に「つぶつぶ」という愛称をつけ、体の働きを高めて若返らせるパワーをもつ料理を「つぶつぶグルメ」として提案。食べたいだけ食べてダイエット＆デトックスできるミラクルレシピのファンが急増中。東京で雑穀料理とスイーツが楽しめる「つぶつぶカフェ」を運営。2009年6月には、雑穀ソースで楽しむオーガニックパスタの店「ボナ！ つぶつぶ」をオープン。さらにファンの層が広がっている。2008年夏より活動ネームを「大谷ゆみこ」から「ゆみこ」に改名。

著書は『未来食』『野菜だけ？』(メタ・ブレーン)、『雑穀グルメ・ダイエット』(サンマーク出版)など多数。

http://www.tsubutsubu.jp

赤ちゃんとママの
つぶつぶ雑穀マタニティごはん

妊娠中から産後、授乳中、離乳期まで

2009年10月20日　初版発行

2015年 6 月22日　3刷発行

著 者　**大谷ゆみこ**（おおたに・ゆみこ）

デザイン　原圭吾（SCHOOL）、山下祐子

撮影　沼尻淳子

調理協力　池田義彦、郷田ゆうき、松村美保

増山広子、橋本光江、河井美香

発行者　佐久間重嘉

発行所　株式会社 学陽書房

東京都千代田区飯田橋 1-9-3　〒102-0072

営業部　TEL03-3261-1111　FAX03-5211-3300

編集部　TEL03-3261-1112　FAX03-5211-3301

振　替　00170-4-84240

印刷　文唱堂印刷

製本　東京美術紙工

ISBN978－4－313－87130－4　C2077

学陽書房の好評既刊！

大谷ゆみこの「つぶつぶ雑穀」シリーズ

野菜＋雑穀で作る
簡単おいしいナチュラルレシピ

つぶつぶ雑穀スープ

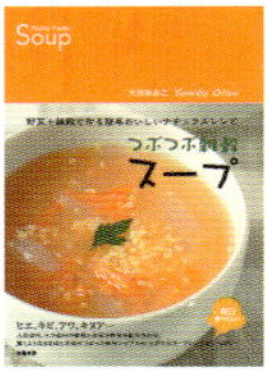

手軽な一鍋クッキングで簡単に作れてしまうつぶつぶ雑穀スープは、自然のうま味と栄養がいっぱい！ 大地のエネルギーにあふれた毎日食べたい大満足のおいしさです。

A5判並製88頁　定価＝本体1500円＋税

甘さがおいしい
驚きの簡単スイーツレシピ

つぶつぶ雑穀甘酒スイーツ

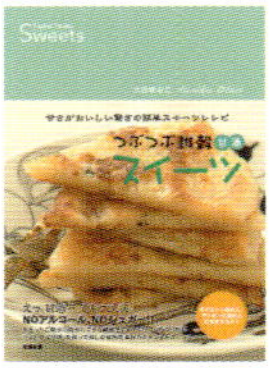

雑穀ご飯から炊飯器で簡単に作れる繊維とミネラルたっぷりの甘酒を使って楽しむNOアルコール、NOシュガーの100%ナチュラルスイーツ。各種和洋菓子やアイスクリームなど一挙大公開。

A5判並製80頁　定価＝本体1500円＋税

野菜と雑穀がおいしい！
簡単炊き込みごはんと絶品おかず

つぶつぶ雑穀ごちそうごはん

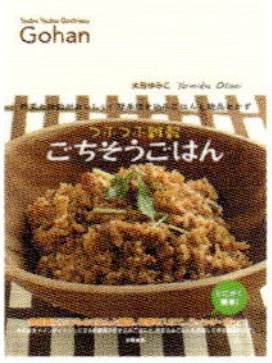

炊飯器にいつものごはんと雑穀、野菜を入れてスイッチ、ポン！ そのままでメインディッシュになるふっくらおいしい新感覚の炊き込みごはんのレシピ集。残りごはんの活用レシピも収録。

A5判並製80頁　定価＝本体1500円＋税

砂糖、卵、乳製品なしがおいしい
100%ナチュラルレシピ

つぶつぶ雑穀粉で作るスイーツとパン

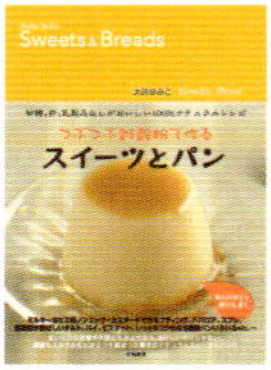

香ばしい! しっとりしている! コクがある! 雑穀粉があれば、いつものおやつやパンが大変身。体にやさしい、安心の甘さとおいしさで、甘いものへの我慢や不安ともさようなら!

A5判並製88頁　定価＝本体1500円＋税

毎日食べたい！
からだの元気を引き出す簡単おかず

つぶつぶ雑穀おかず

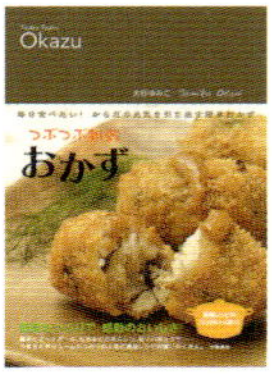

一鍋で3度楽しめる、雑穀それぞれの多彩な個性を生かした創作おかずレシピの決定版。コロッケやオムレツ、ミートボールなど、雑穀と植物性の素材だけなのに感動のおいしさ!

A5判並製96頁　定価＝本体1600円＋税

野菜＋雑穀のおいしさが味わえる
驚きのパスタソース術

つぶつぶ雑穀パスタ

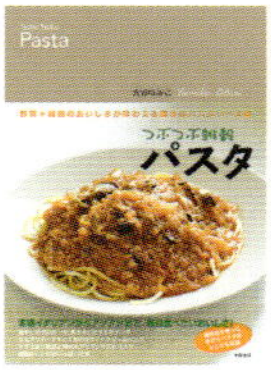

簡単で、おいしくて、体の元気を引き出してくれる、つぶつぶ流絶品パスタソースレシピ誕生! 本格イタリアンから和風、アジアンまで、野菜たっぷりの驚きのレシピが満載です。

A5判並製80頁　定価＝本体1500円＋税

野菜と和素材がベースの
体にやさしい絶品中華料理レシピ

つぶつぶ雑穀中華

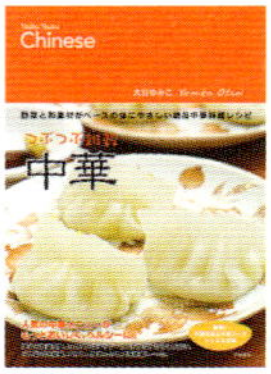

高キビを使った麻婆豆腐、もちキビを使ったふわふわあんかけ、ヒエを使ったチリソース……ヘルシーなのにボリューム満点、一度食べたらやめられないおいしさで、家族みんなが大満足!

A5判並製96頁　定価＝本体1600円＋税

野菜がたっぷり食べられる
毎日のヘルシーレシピ

つぶつぶ雑穀お弁当

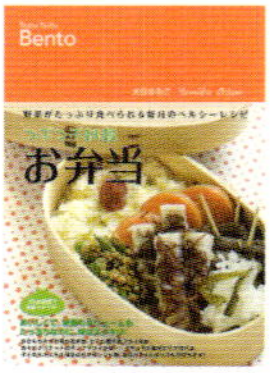

雑穀から生まれる卵風や挽肉風、白身魚や練りもの風のおかず……おいしくて、栄養もボリュームもたっぷりなのに、体はスッキリ! まとめ調理で作れる野菜いっぱいの絶品お弁当レシピ初公開。

A5判並製92頁　定価＝本体1600円＋税

メインディッシュにもなる
簡単ナチュラルレシピ

つぶつぶ雑穀サラダ

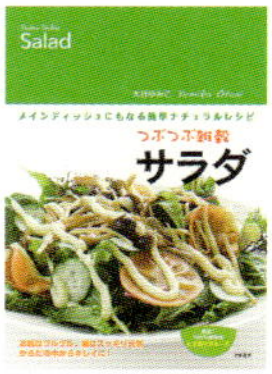

腸はスッキリ元気、お肌はツルツル、からだの中からキレイに! しっかり栄養補給できて、デトックス効果も期待できるやさしいおいしさのパワフルな雑穀サラダ&ドレッシングの簡単レシピ集。

A5判並製88頁　定価＝本体1500円＋税